理论中医学图说

中医药科学中的多学科交叉问题研究

冯前进　刘润兰　著

中国中医药出版社

·北京·

图书在版编目（CIP）数据

理论中医学图说：中医药科学中的多学科交叉问题研究 / 冯前进，刘润兰著 . —北京：中国中医药出版社，2018.9
ISBN 978 - 7 - 5132 - 2645 - 5

Ⅰ . ①理⋯　Ⅱ . ①冯⋯ ②刘⋯　Ⅲ . ①中国医药学—研究　Ⅳ . ① R2

中国版本图书馆 CIP 数据核字（2015）第 149984 号

中国中医药出版社出版
北京市朝阳区北三环东路 28 号易亨大厦 16 层
邮政编码　100013
传真　010-64405750
山东临沂新华印刷物流集团有限责任公司印刷
各地新华书店经销

开本 880×1230　1/24　印张 9.25　字数 276 千字
2018 年 9 月第 1 版　2018 年 9 月第 1 次印刷
书号　ISBN 978 - 7 - 5132 - 2645 - 5

定价　99.00 元
网址　www.cptcm.com

社 长 热 线　010-64405720
购 书 热 线　010-89535836
维 权 打 假　010-64405753

微信服务号　zgzyycbs
微商城网址　https://kdt.im/LIdUGr
官 方 微 博　http://e.weibo.com/cptcm
天猫旗舰店网址　https://zgzyycbs.tmall.com

如有印装质量问题请与本社出版部联系（010-64405510）

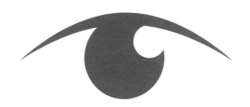

您正拿着的是一本关于在传统中医药学与现代生物医学交叉的边界领域寻找、发现和提出新的或未曾有过的科学问题的书，也许它能够帮助我们用"第三只眼睛"，从另外的角度和全新的视角重新认识传统中医药学和现代生物医学，改变在我们思想中已存在许久和习以为常但并非一定正确的研究传统中医药学的思维方式及其研究路径、方法和方向，同时展望传统中医药学的现代和未来发展趋势。

这是一个科学的梦想，
因而也是一个巨大的挑战！

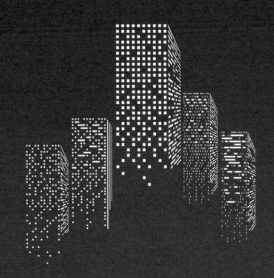

　　现在，生物医学的发展日新月异，新的生命科学理论、新的疾病诊断及治疗技术和新的药物不断涌现，这一系列新的发展已经改变了、正在改变着和不断改变着我们对生命、健康和疾病的认识，改变着我们对研究生命、健康和疾病的生物医学科学的认识。

　　作为认识生命、健康和疾病的传统中医药学，在中国这片土地上诞生并生长发育了数千年。

　　您能想象在今后可预期的时间内它将会是什么样子吗？

　　您能预计从它的发展中会生长出些什么吗？

中国人最早发明了"起火"，后来，西方科学却由此发展了火箭。

中国人最早发明了"炼丹术"，后来，西方科学却由此发展了化学。

中国人最早创造并在临床广泛使用了"以毒攻毒"的疗疾方法，后来，西方科学家却由此发明了"白喉抗毒血清"和"破伤风抗毒血清"，并发展了免疫学。

中医药学会走上这样的"历史重演"之路吗?

面对这许多由中国古代科技"萌芽"到西方现代科技的成长和发展，我们当然有理由在缅怀过去中感性地体味民族自豪，但更重要的却是必须在展望未来中理性地面向世界进行重新创造!

前言

这里是哪？是宇宙。

这是什么？是宇宙万物。

这又是什么？这是万物之中的人。

人在万物演变和进化历程中的出现，使得宇宙万物原本的自然状态发生了根本的改变。由于脑结构及其功能的进化，人创造出并发展了世界上原本没有，但却为了满足自身生理和心理欲望所需要的文明，例如语言、文字、科技、艺术、工业、农业以及认识自身，能够为自身预防和治疗疾病并保持身心健康的医学和药学等。

自然选择的力量在适宜生命生存的地球上进化出了多样化的生物物种，也进化出了不同的人种，并把他们分布、聚类在地球的不同地理区域，由此，不同种族的人便创造了不同的城邦（civil stste）、宗邦（kindreddom）、社会、国家和具有明显生物地理学分布特征的文明和文化，自然也包括不同的医学和药学。

在远古的中国，大致与西方的亚里士多德和希波克拉底时代相同的时期，曾出现了一部用"黄帝"和"岐伯"对话的体裁，并托黄帝之名写就的书——《黄帝内经》，这是一部关于人的生命、健康和疾病的理论巨著，也是中华民族创立中医药学的始源和基础。数千年来，在《黄帝内经》的根基上，中医药学陪伴着中华民族的繁衍不断发展，至今，她已经成了一个令许多不同领域的科技都倍感兴趣并进行研究的对象，由此推动了中医药学的继承性、验证性和发展性研究不断取得进展。这不仅使传统中医药学得以传承、得以验证，同时也得以扬弃那些被特定的历史和人文蒙在其表面的神秘和迷信面纱，而且也使不同领域的现代科技得以从不同的角度，采用不同的方法认识传统中医药学，并从中重新得到许多新的医学和药学理论、技术及方法。例如，药物科学基于传统中药学已经从中药中获得了大量的可开发为新药的生物活性物质或先导化合物等，而这些都是前所未有的，是传统中医药学对今天生物医学和药物科学所做出的重要贡献。

与此同时，传统中医药学和现代中医药学的分野也从此逐步地显现出来，就像自然科学发展历史上现代物理学从经典物理学脱胎出来一样。

　　在传统中医药学发展的同时，现代生物医学和药物科学也在不断发展并不断取得"爆炸性"进展，把认识生命、健康和疾病以及药物作用的视角从器官、组织和细胞水平扩展至分子和量子水平，并且将相对论和非线性科学及方法引入生命和药物作用的研究是这些发展和进展的一个显著特征和标志。

　　在生命和药物作用的分子和量子水平以及相对和非线性领域，科学家们发现了与从器官、组织和细胞水平看到的很不相同的生命运动（包括生理性和病理性运动）以及药物作用方式和机制，然而也正是在这一水平上和领域中，让我们重新"遇见"和发现了传统中医药学，发现了传统中医药学理论与现代生物医学和药物科学理论具有的极大相似性，这一相似性映射出在传统中医药学的哲学思想与现代生物医学和药物科学的哲学本质之间存在着某种确定的联系，这有点像现代物理学的发展清晰地表现出向"东方神秘主义""回归"的轨迹。

　　一个非常值得骄傲的事情是，虽然有但除却哲学层面，我们还发现，在传统中医药学与现代生物医学和药物科学的相似性中存在着一个交叉的科学和技术领域，蕴涵着一系列边界的生命科学问题。经过比较研究，将这些生命科学问题发现和挖掘出来并加以讨论，使我们觉得现代生物医学和药物科学在分子和量子水平以及相对和非线性领域的发展似乎就是传统中医药学的一种例证，觉得这就犹如一幕非常好看诱人的戏剧，而我们却不知道究竟应该怎样才能使我们既是观众又是演员的身份很好地协调起来。这常常让我们惊奇不已！

　　于是，便有了一些对这些问题的研究和讨论。

这样的研究和讨论无疑具有非常重要的生物医学意义，这种意义可以通过历史上两个相关的经典研究案例清晰地显现出来：1901年，德国细菌学家埃米尔·冯·贝林（Emil von Behring，1854—1917）因发明白喉和破伤风抗毒血清获得了诺贝尔颁奖历史上第一个诺贝尔生理学或医学奖，而这一发明正是基于传统中医药学"以毒攻毒"的原理。1929年，荷兰生理学家艾克曼（Christiaan Eijkman，1858—1930）因发明维生素B_1治疗脚气获得诺贝尔生理学或医学奖，而类似的经验和临床应用在很早的中医药学文献中就有记载。对于任何一个倾心于科学研究，特别是倾心于在传统中医药学与现代生物医学和药物科学之间进行比较性研究的科学家来说，这种现象无疑让他们充满好奇，并且具有极大的诱惑力。

原本对这些生命科学问题的讨论是以封面配图的形式系列发表在《山西中医学院学报》上的，叫做"理论中医学图说"。发表以后，有许多读者对此表现出浓厚的兴趣，希望有一本完整的东西，以便进行进一步的相互交流、切磋和讨论。遵从广大读者的意见，便集成了这本书。

中国有个成语叫做"抛砖引玉"，我们希望这本书能成为一块"引玉"的"小砖"，在这一领域和方向上引出更多、更深入、更精细化的研究和讨论来，同时希望这些研究和讨论不仅有助于推动传统中医药学的现代发展，而且也有助于现代生物医学和药物科学采用全新的思维和方法去研究和解决那些正在研究但仍悬而未决的关于人体生命的科学问题，开辟尚未发现但却充满诱惑的关于人体生命的科学研究领域。

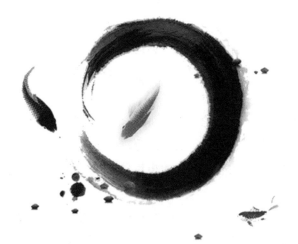

自序

中医药学在我国历经了数千年的发展，长期和大量的临床实践证明，中医药学关于疾病的诊断、预防和治疗方法（辨证施治和辨证养生）是有效的。在现代，现代生命科学、医学、药物科学、营养科学等多学科从不同的角度、不同的水平，用不同的方法和技术对中医药学进行的大量二次性研究，不仅生动和无可辩驳地验证了这些方法的有效性，而且也导致了一系列全新的发现。例如，从中药或方剂中发现了巨量的生物活性成分或新药的先导化合物，提高了许多疾病的临床治疗效果等，由此折射出对中医药学理论进行重新研究的必要性、重要性以及孕育于其中的巨大生命科学意义和价值。

在人类对于科学概念的思维中，理论和技术是互有异同和相互促进的两个范畴，对此，无论是在以"大陆文明"为特征的中国文化和科学中，还是在以"海洋文明"为特征的西方文化和科学中都有基本相同或相似的认知。在中国，学和术自古以来就是被严格区分的，学，"识也（《广雅》）"，"近乎知（《礼记·中庸》）"，而术，则为"邑中道也（《说文》）"，而在西方，也有"theory"（a reasoned argument intended to explain a fact or event；an idea that has not yet been proved to be true）或"academic"（concern in those subjects taught to provide skills for the mind rather than for the hand）和"technique"（way of doing some specialist activity or artistic work）的区别。尽管如此，回望自然科学发展的历史，可以看出，自然科学中的任何一门学科之所以能够得到发展，取得成功，并成为人类文明进化或改善人类生存和生活条件及状态的"第一推动"，却是既需要技术的不断进步，更需要理论的永远创新。而在更多的时候，理论创新常常是引领和推动技术进步的动力源泉。

自然科学的理论创新有许多不同的来源和路径，或来自通过采用特定技术的特定实验（或实践）发现或发明，或来自不同学科理论的交叉和杂合思维。不同学科的边界是不同学科理论交互作用最活跃的地方，因而也常常是新理论孕育和产生的源泉之地。

　　对于中医药学的发展，我想也概莫能外！

　　本书正是基于这样的认识，采用比较的思维方法，对中医药学的基本理论与和现代生物医学相关的多学科的前沿理论或最新发展进行一系列比较研究的一个集成，旨在与同行、同道进行交流，以期让自己在研究、交流过程中接触和学习到许多新的东西，同时引起大家对理论中医学研究的关注。

　　中医药学作为一门古老的科学，能在现代生物医学，特别是能在多学科交叉的许多新兴和前沿的生物医学领域中重现其"青春活力"，这真是一件如梦幻一般，值得回味，充满魅力和令人兴奋的事！兴奋之余，不禁流出一些心中的感慨，记于此，是为序！

2018年2月

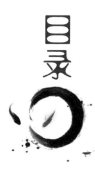

리크

guide

关于中医药学多学科交叉研究的十五张面孔

科学的历史是由科学家创造的，他们成为科学的历史以及人类的心灵永远难以忘却的面孔。

在西方，由于许多科学家的贡献，造就了包括医药学在内的经典和现代科学体系，成为不断改变人类生活方式和促进人类文明演化的第一推力。

在中国，同样由于许多古代医学家的贡献，造就了世界上独一无二的中医药学，且历经了数千年的发展。

但长期以来，科学家们步履匆匆，不断沿着学科细化和分化的道路行进，却很少关注源于西方的现代科学与源于中国的中医药学之间原本存在的内在联系。

这里，我们列举出了一些分别对现代科学和中医药学发展具有重大影响的科学家，希望由此唤醒和激发人们寻找传统中医药学与现代科学之间存在的本质联系并在其间开展交叉研究的热情和想象，同时也使中医药学多学科交叉研究这样一个严肃的话题能多少变得生动起来。

仔细想一想，在抽象思维一统的现代科学研究体系中，灌输艺术思维何尝不是将这两个源于不同时代、不同文化背景和不同宗教传统的科学体系连接起来并实现二次创新的有效路径呢？

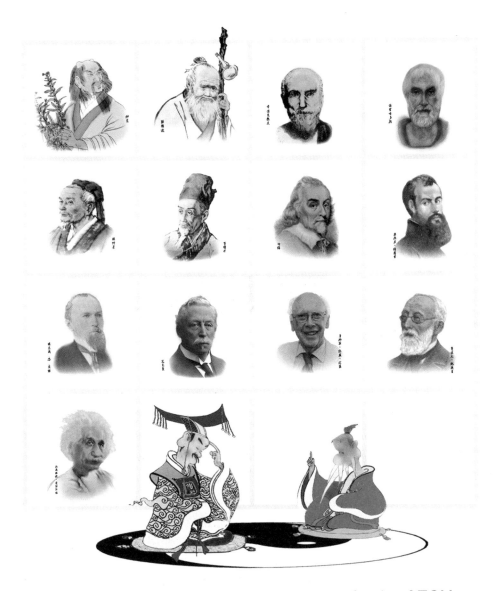

The Fifteen Faces on Interdisciplinary Study of TCM

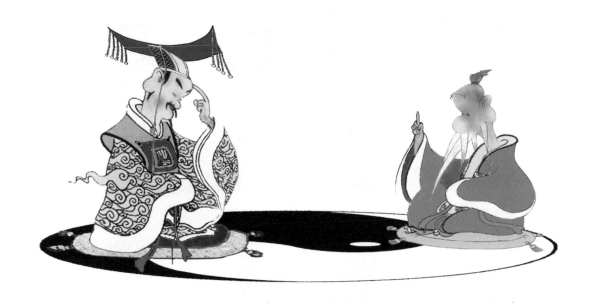

　　黄帝（前2697—2599年）传说为中华民族始祖，人文初祖，中国远古时期部落联盟首领，古代神话中的中央之神，居五帝之首。据传，黄帝与炎帝、蚩尤战争统一华夏民族，设计建立了远古中国的国家体制和治国方略，并在养蚕、农业、舟车、兵器、引箭、文字、衣服、音律、算术、医药等领域有许多发明创造，奠定了华夏文明的起源和基础。

　　岐伯　相传是中国远古时代著名医生，一说是黄帝的太医，曾奉黄帝之命尝味各种草木，典主医病，还与雷公研讨经脉。据《帝王世纪》载："黄帝使岐伯尝味草木，典医疗疾，今经方、本草之书咸出焉。"《通鉴外记》亦载："（黄）帝以人之生也，负阴而抱阳，食味而被色，寒暑荡之于外，喜怒攻之于内，夭昏凶札，君民代有，乃上穷下际，察五色，立五运，洞性命，纪阴阳，咨于岐伯而作《内经》，夏命俞跗、岐伯、雷公察明堂，究息脉，巫彭、桐君处方饵，而人得以尽年。"成书于春秋战国时期（前770—221年）的《黄帝内经》奠定了中医药学的理论基础，一直是中医药学的理论经典。

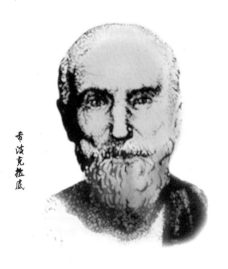

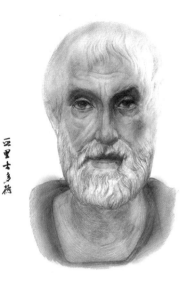

　　希波克拉底　（Hippocrates，前460—377年），古希腊著名医生，欧洲医学的奠基人，古希腊医学的集大成者，著有《医学原本》（Medical Elements）等古代医学巨著。当医学还在神学和迷信的禁锢之下时，希波克拉底使医学从神学中脱离出来，拉开了西方医学起源和发展的序幕。著名的"希波克拉底誓言"通过修改，成为《国际医务道德规范》。希波克拉底一直被西方国家尊称为"医学之父"。古希腊的《医学原本》（Medical Elements）和古中国的《黄帝内经》产生于大致相同的年代。

　　亚里士多德　（Aristotle，前384—322年），古希腊时期，也是至今世界公认的最伟大的哲学家、科学家和教育学家。他一生撰写的著作有170多部，内容涉及天文、地理、生物、医学、地质等多个学科，几乎包含了人类当时全部的文明成果。亚里士多德的时代与《黄帝内经》产生的时代大致相同。

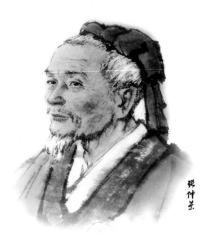

张仲景 （150—219年），东汉末年著名中医药学家。一生有许多著述，包括《伤寒论》《金匮要略》及《辨伤寒》10卷、《评病药方》1卷、《疗妇人方》2卷、《五藏论》1卷、《口齿论》1卷等，大部分早已失散。张仲景被历代医家尊为"医圣"，他的著作《伤寒论》和《金匮要略》在中医药学的发展历史上第一次确立了辨证论治的理论和方法，被尊为学习和研究中医药学必读的"经典著作"，其中发明的对证方剂被历代医家尊为"经方"，是历代中医药学家和现代生物医学家及药物学家研究中医药学的主要对象和内容。

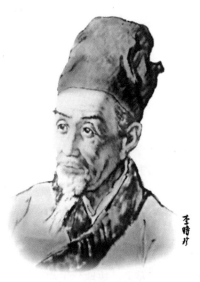

李时珍（1518—1593年），明代伟大的医学家和药物学家。其历时27年编成《本草纲目》。全书约200万字，16部，52卷，载药1892种。李时珍在前人研究的基础上新增药物374种，其中植物药1195种，辑录古代药学家和民间单方11096个，附图1100多幅。《本草纲目》既是中医药学发展历史上的中药学空前巨著，同时也对动植物分类学和生物进化的研究做出了突出贡献。《本草纲目》先后被译成日、法、德、英、拉丁、俄、朝鲜等十余种文字在国外出版，受到世界上许多著名科学家和科学史家的高度评价，是我国第一部得到世界科学界公认的中医药学著作。

神农　即传说中的炎帝，远古时期农业的发明者和中药学始祖。据载，"包牺氏没，神农氏作，斫木为耜，揉木为耒，耒耨之利，以教天下，盖取诸益"（《周易·系辞下第八》）；"神农氏作蜡祭，以赭鞭鞭草木，尝百草，始有医药"（《史记·补三皇本纪》）；"神农以赭鞭鞭百草，尽知其平毒寒温之性，臭味所主，以播百谷"（《搜神记》）。远古时期的中医药学家托神农之名写成的《神农本草经》3卷，载药365种，其中植物药252种，动物药67种，矿物药46种，分上、中、下三品，是我国现存最早的中药学经典巨著。

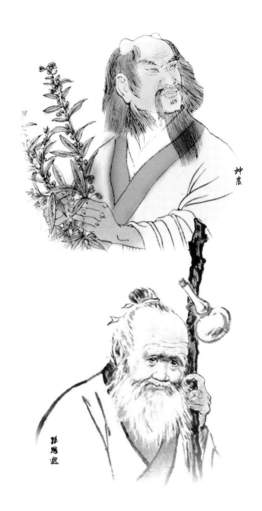

孙思邈　（581—683年），西魏至唐代著名医学家和药物学家。他一生专心立著，直至白首未尝释卷，前后共著书80多部，包括《老子注》《庄子注》《枕中素书》《会三教论》《福禄论》《摄生真录》《龟经》《千金要方》《千金翼方》等，其中以《千金要方》《千金翼方》影响最大，两部巨著合60卷，载药方论6500首，是我国唐代以前医药学成就的系统总结，被中医药学界誉为我国最早的一部临床医学百科全书，对后世中医药学的发展影响深远。其《千金要方》中的"大医精诚"篇章，是中医药学典籍中一篇论述医德的重要文献。孙思邈被后世尊称为"药王"，并在全国各地立祠加以纪念。

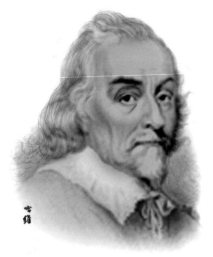

哈维 （ William Harvey，1578—1657年），英国生理学家、解剖学家。其在学术思想和研究方法上深受安德烈·维萨里（Andreas Vesaliua）的影响。在生物医学发展的历史上，哈维通过解剖实验研究发现了血液的运动规律和心脏的工作原理，被生物医学界公认为近代生理学的奠基人。

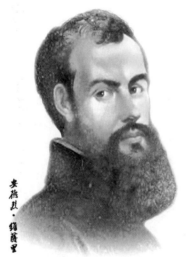

安德烈·维萨里 （Andreas Vesaliua，1514—1564年），著名医生和解剖学家。于1543年发表《人体构造》一书，与哥白尼的《天体运行论》同一年出版。《人体构造》的出版被认为是解剖学建立的重要标志，安德烈·维萨里也被公认为近代人体解剖学的创始人和"解剖学之父"。

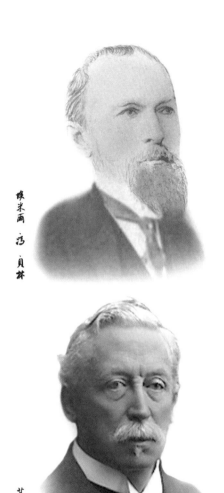

埃米尔·冯·贝林 （Emil von Behring 1854—1917年），德国细菌学家。因其从中医药学"以毒攻毒"的疗疾方法受到启发，研究并发明白喉和破伤风抗毒血清而被授予诺贝尔生理学或医学奖。在诺贝尔奖的颁奖历史上，埃米尔·冯·贝林是第一个获得生理学或医学奖的科学家。

埃米尔·冯·贝林

艾克曼 （Christiaan Eijkman，1858—1930年），荷兰生理学家和近代营养学先驱。因其发现脚气病是由于缺乏含有米糠中的少量营养物质所引起，并从米糠中发现维生素B₁，与英国科学家霍普金斯（F. G. Hopkins）一同获得诺贝尔生理学或医学奖。艾克曼的研究打开了维生素研究的大门，为后来营养学家确认和研究所有的维生素类物质奠定了基础。有意思的是，中医药学早在唐以前就有用米糠治疗脚气的经验和临床应用，这些经验被收载于《千金要方》《外台秘要》《本草纲目》等典籍中。

艾克曼

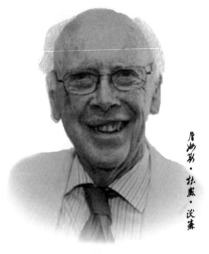

詹姆斯·杜威·沃森

詹姆斯·杜威·沃森 （James Dewey Watson，1928年—），美国生物化学家。在奥地利裔美国生物化学家查加夫（E.chargaff）、英国物理化学家罗莎琳德·富兰克林（Rosalind Franklin）等科学先驱对DNA分子进行的杰出研究的基础上，提出了DNA分子结构的双螺旋模型和自我复制机制，并因此与英国生物学家弗朗西斯·克里克（Francis Harry Compton Crick）和英国分子生物学家莫里斯·威尔金斯（Maurice Hugh Frederick Wilkins）一同获得诺贝尔生理学或医学奖。DNA双螺旋模型的发现，将生命科学的研究引入分子水平，是分子生物学诞生的标志。

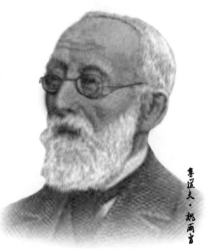

鲁道夫·魏尔肖

鲁道夫·魏尔肖 （R.Virchow，1821—1902年），德国病理学家，细胞病理学创始人。在德国植物学家施莱登（Matthias Jakob Schleiden）和德国生理学家施旺（Schwann Theodor）创立的动植物细胞学说的基础上，系统地建立了细胞病理学理论和显微研究方法，是现代生物医学在认识和诊断疾病的观念、理论和方法领域发生的一次革命性变化。

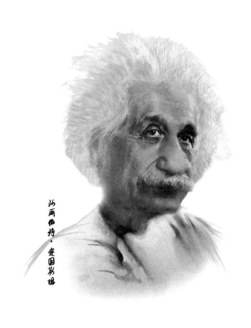

阿尔伯特·爱因斯坦 （Albert Einstein，1879 — 1955年），美籍德国犹太裔理论物理学家。其研究创立了狭义相对论和广义相对论，提出光子假设，成功地解释了光电效应，并因此获得诺贝尔物理学奖。爱因斯坦创立的相对论，颠覆了自牛顿以来的牛顿经典力学在物理学中的统治地位，与量子力学一起成为现代物理学的两大支柱，是现代物理学的开创者和奠基人。相对论不仅是一种物理学理论，也是人类文明史上一个最伟大的思想。自爱因斯坦建立相对论以来，除了物理学，相对论被科学家不断地引向包括天文、地理、化学、数学、生物、文学、艺术、哲学、宗教等更广泛的学科领域。

美国诗人威廉·詹姆斯说：当一件新事物出现时，人们说，"它不真实"。

后来，当它的真实性显而易见时，人们说，"它不重要"。

再后来，当它的重要性无可否认时，人们又说，"它不新鲜"。

而我们的宗旨是：在新事物刚出现时发现它的真实，在真实性显而易见时认识到它的重要，而在重要性无可否认时重新创造新鲜。

德国著名物理学家W.K.海森堡说：在人类思想发展史中，最富成果的发展几乎总是发生在两种不同思维方法的交汇点上。他们可能起源于人类文化中十分不同的部分，不同的时间，不同的文化环境或不同的宗教传统。

我们说

遗传学家孟德尔曾发现和提出了三大遗传定律，现在我们知道，这三大遗传定律是整个遗传学的基础，但在当时，孟德尔的发现和科学见解并没有引起生物学界的注意，只是在湮没了35年之后，才被荷兰的H.De Vries、德国的C.Corren和奥地利 E.Tschermak等植物学家重新发现，由此使遗传学得到了"爆炸性"的发展。

人常常会疏忽自己已有或离自己很近的东西，而在这一基础上的重新发现却能使人从那些原有或离自己很近的东西中创造出非凡的价值。

传统中医药学和现代生物医学各自独立或相互比较的研究正愈益显示出在它们之间存在着许多交叉科学领域和边界科学问题。

您是否对从这些交叉科学领域和边界科学问题中重新发现和创造出全新的关于生命和调控生命的理论及方法踌躇满志，充满雄心和希冀呢？

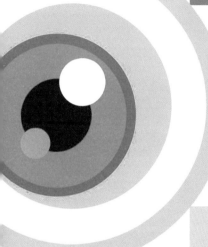

您是否对这些交叉科学领域和边界科学问题的探索和研究持有浓厚兴趣呢？

如是，

那么我们就心怀共同的期待和希冀，来共同走上基于现代生物医学的最新发展和正在发展对传统中医药学的重新探索、研究和发现之路！

中医学

Traditional Chinese Medicine

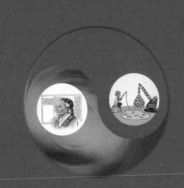

经典 中医学

与

现代 中医学

Classic and
Modern TCM

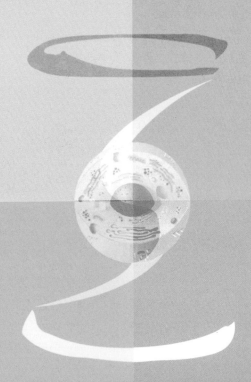

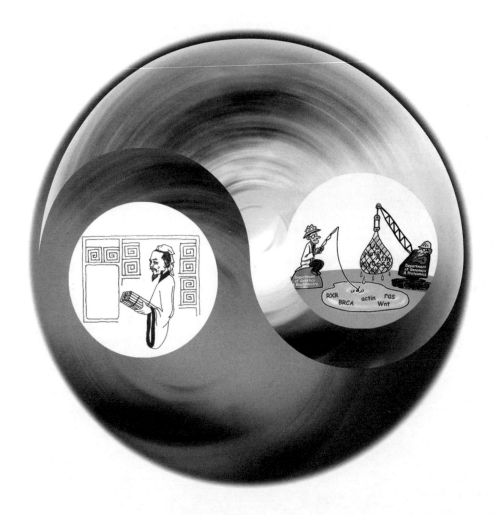

Conjunction of Classic and Modern TCM

经典中医学和现代中医学的分野

世界上的事物原本都是相通的。虽然我们每个人的骨子里都有自己的生物和文化基因，因而去表达仅属于自己的生物学性状和社会行为方式，但大凡人生又都会有近乎相同的经历。人生如此，科学的发展亦如此。

在人类文明发展的历史上，许多自然科学包括生物医学门类都曾经发生过从经典到现代的转变。这些转变在科学发展史上不断地建造起令人肃然起敬的里程碑，不断地引发工农业的技术革命，不断地推动社会经济的繁荣和进步，也不断地铸造出人类经常与以往大不相同的思维模式，改变着人类的生活方式，延伸着人类观察认识宇宙、生命和疾病的视野。

许多自然科学既如此，那么，作为我们中华民族独立创造的中医学也会发生这种转变吗？

追溯中医学几千年的发展，分析中医学研究在近代取得的许多进步，我们逐步地在生命的分子和量子水平发现，经典中医学的基本理论原本与生命的分子和量子运动是相似的。在这里，中医学理论可以获得新的诠释，中医理论浓厚的诗性表述能够用理性的语言重新翻译。这里就像生命细胞的膜，提供了一个经典中医学与现代生物医学融会贯通的"接口"，清晰地勾画出了经典中医学和现代中医学的分野。就像许多自然科学从经典到现代的转变带给人类许多惊喜一样，在这个分野处，我们能够展望到经典中医学向现代中医学的转变将可能引发的关于疾病的诊断技术、治疗技术及生命养生技术的变革。如同现代物理学的发展在东方文化中找到"道"的共鸣那样，在这个分野处，我们同样也可以用另外的体验去回味中华民族关于中医学理论和技术的远古智慧和创造。也正是从这个分野处，我们完全可以自豪地说，在中华民族的文明史上，有曾经令我们骄傲过的"四大发明"，但它们只属于历史和中华民族自己，而中医学的发明，却真正地属于现代、未来，还有世界。

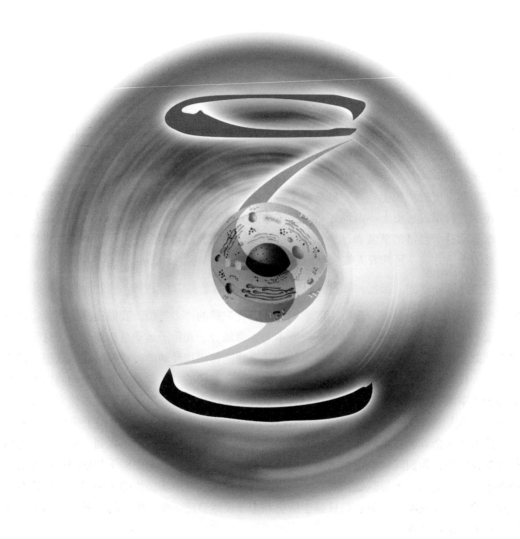

The Study of Relative Biology and Its
Development Based on Chinese Medicine Theory

以中医学理论为基础的相对生物学的研究及其发展

20世纪初叶，著名理论物理学家爱因斯坦建立了物理学的相对论理论，从根本上动摇了牛顿的经典力学在物理学中的地位。为此，爱因斯坦曾幽默地说"对不起，牛顿。"相对论是物理学发展史上最伟大的成就和对人类最富有启发性的思想之一，爱因斯坦也为此而成为千年以来最伟大的科学家。著名诗人歌德曾这样赞颂爱因斯坦：

>我们全都因他受益
>他的教诲惠及全球
>那本属于私有之物早已传遍人间
>他正如天际的明星
>无尽的光芒与他永伴

相对论和牛顿经典力学的重大差异就在于对物质运动时间和空间的认识

经典牛顿力学，包括爱因斯坦以前的科学家或哲学家们（如亚里士多德、哥白尼、伽利略、牛顿、马赫、麦克斯韦、赫兹和洛伦兹等）的科学发现都是以绝对时间和绝对空间为基础的。那时的科学家们都一贯地认为时间和空间是物质固有的存在形式，运动着的物质与时间和空间是不可分离的，时间和空间构成了物质运动的一个绝对参考系。由此，他们建立了物质运动的三维坐标系和从ZO粒子的寿命到宇宙年龄的时标，以及从核子到哈勃半径的空间尺度，描述了物质在这些坐标系和时空尺度中的运动规律。而相对论却指出，并不存在"绝对参考系"，在一个参考系中建立起来的物理定律，通过适当的坐标变换，可以适用于任何参考系。物理定律在一切参考系中都具有相同的形式，而真空中的光速对不同惯性系的观察者来说是不变的。广义相对论则进一步指出，时间和空间并不只是物质运动的一个参考系，而是存在着引力场的与物质运动具有相互作用并且会发生弯曲的黎曼空间。

相对论是源于物理学和用于物理学的。爱因斯坦一生都不赞成将相对论应用于物理学之外，但无论是在他生前及身后。相对论已经不断地被用于文学、艺术、哲学甚至宗教的很多领域。问题是：相对论至今还没有被引入生物学，用以解释已有的和发现尚不知晓的生命运动规律。

实际上，只要我们稍加认真地分析一下生命体，就能够发现许多按照相对论原理的自然选择安排和运动。就像物理学中的伽利略和牛顿原理适应于缓慢的惯性运动，而爱因斯坦的相对论原理却适应于可以和电磁振荡传播速度相比拟的惯性运动及质点和质点系在引力场中的加速运动一样，生命运动的相对性原理在生命运动的分子或量子水平表现得更加明显：我们的身体、器官、细胞是生命分子的运动之"器"，而它们是严格意义上的黎曼空间体；生物学在分子水平的快速发展使人们发现了调控生命运动的一系列单一或构成族群的生物活性分子，可这些分子却没有固定的生物学作用，而是相对于生命体运动的时间和空间而变化的；细胞的不断分裂和分化带动着生命分子（包括基因及其表达物质）的不断分裂和分化，释放出微小而巨大的生物能量（生物引力），从而使生命运动都处于一个生物能量场（生物引力场）之中。就像物质的相对运动决定着存在引力场的时间和空间一样，生命物质的运动也决定着存在生物引力场的生命运动的时间和空间……如此的现象还能够列举出很多。

　　在对宇宙物质的物理运动与生命物质的生理运动进行比较，从而发现并提出生命物质运动同样具有相对性的时候，我们还注意到，中医药学理论在本质上是一种相对性的理论：阴阳是相对运动和变化的，而太极图则是这种相对运动的一个典型标志；"气"及其功能具有与生物能量（生物引力）及其生物能量场（生物引力场）相似的特性，其对于生命运动的普遍性和重要性就犹如引力场对于质点运动的普遍性和重要性一样；广义相对性原理要求物理定律必须在任意坐标系中是协变的，因而，在考察物质运动的时候，必须要考虑和引入各局部惯性系之间的相互关系（时空几何量=物质物理量），而中医药学也正是这样认识生命运动的。按照中医药学的理论，生命运动的各生命元素之间不仅在机体本身的时空中具有相互关系和相互作用，并且对于宇宙时空同样具有相互关系和相互作用（天人相应）；与现代医学关于"病"的定义具有时空绝对性不同，中医学的"证"是相对于机体的时间和空间而变化的，"辨证"就如同在做一系列物理定律的洛伦兹变换……如此的现象同样还能够列举出很多。

　　发现并提出生命运动的相对性原理是十分重要的，因为这意味着科学家们可以由此将物理学的相对论理论和方法引入生物学甚至是生物医学之中，而认识到中医药学理论的相对性则更为有意义，因为这意味着中医药学能够为大规模地和快速地将物理学的相对性理论和方法引入生物医学甚至是临床医学之中提供了一个简捷的思维和实现路径。

在物理学的发展历史上，由于相对论，原本经典物理学中难以想象的事情却真实地发生了：两个不同的惯性系间的时空坐标可以实现洛伦兹变换；同时性具有了相对的意义；一根沿其长度方向运动的杆子会发生收缩；时间也会延缓下来；物体的质量随着物体的运动速度会发生变化；物体的能量和质量之间具有当量关系；平行线可以相交，而直角也能够弯曲；原子弹；还有存在于宇宙中的那个仿佛能吞噬一切的黑洞等。而当在现代或将来的某一天，科学家们用物理学的相对论理论和方法研究生命运动，并建立起相对生物学的时候，生物学、生物医学，甚至是离我们的健康更近的临床医学会发生怎样的变化呢？

当科学家们以相对论的质能方程为理论基础制造出原子弹的时候，人们都把爱因斯坦尊称为"原子弹之父"，可爱因斯坦却说："我不认为我自己是释放原子能之父。事实上，我未曾预见到原子能会在我活着的时候就得到释放，我只相信这在理论上是可能的。"同样，我们也相信，相对生物学的研究和发展会使生命世界中许多我们难以想象的事情发生，我们还不曾知道的生命运动规律和操作生命运动的方法及技术也都会以很不同于以往的方式被发现或发明出来。

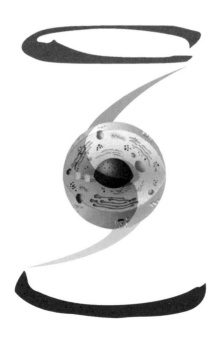

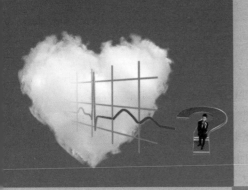

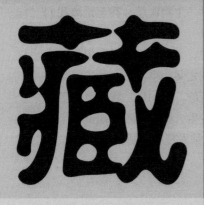 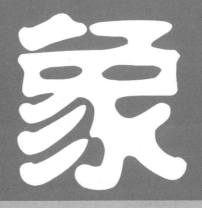 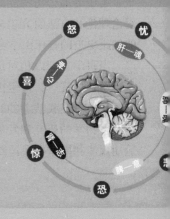

藏象

ZANG-mapping

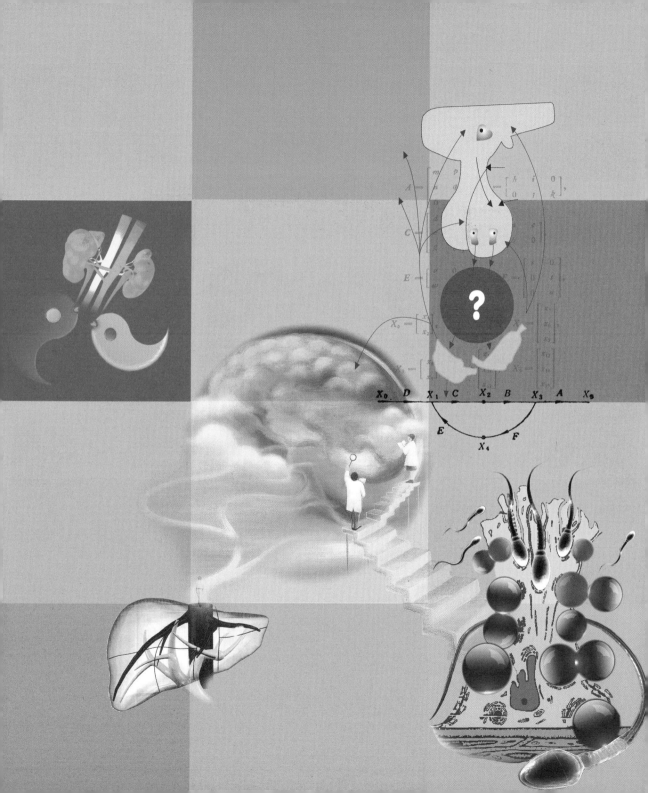

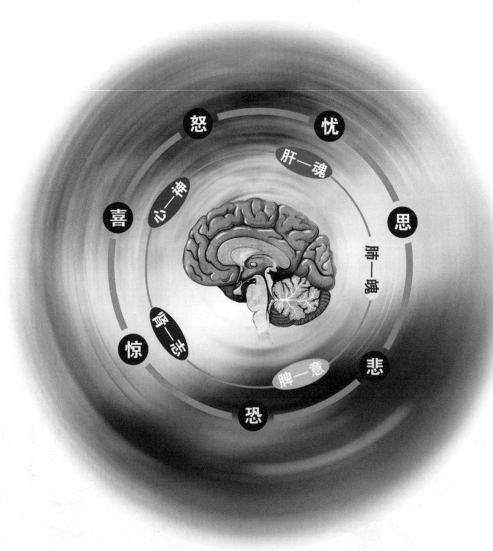

Is the Cerebral Function Only in the Brain?

脑功能只是在脑里吗？

我没有考察过现代生物医学关于脑研究的起源，但我觉得，它肯定已经有了十分漫长的历史。从人们认识脑到现在，关于发生在那些沟回中的事情，我们已经了解了许多。例如，每一个脑细胞都伸出自己的突触和纤维，迸发出0或1方式的脉冲电信号和化学信号，去调控其他器官所有细胞的活动。还有脑中有一些特定的细胞团群，它们同样通过基因-电-化学的过程，把我们的生命和它所处的环境联系起来，赋予我们感知、情感、思维和记忆。在过去的年代里，脑结构和脑功能的研究一直是生命科学十分重要的一个研究领域，也成了科学家们对今后和未来关于生命研究的一个最具诱惑力的向往。

至目前为止，在所有从事脑科学研究的科学家的思想中，所有这些已经知道的和对我们的人生具有决定性的脑功能，都发生在大脑之中，这似乎是毋庸置疑的。然而，当我们对同样的问题感兴趣，并希望去中医学中寻找答案的时候，这一切却发生了改变。关于脑功能，中医学告诉了我们许多与现代生命科学很不相同的东西。

中医学对脑功能的认识是非常久远的。早在《内经》中，中医学就单独对脑及其功能有所描述，至后世，应该是受到了西方医学的影响，有许多医家比如李时珍、汪昂和王清任对脑功能的描述逐渐出现了与现代生物医学颇相一致之处。虽然如此，但从总体上说，中医学更多地是把脑作为"奇恒之腑"，而像七情五志这些脑功能及与七情五志有关的病证和治疗都是分别归属于五脏之中的。

如此看来，脑功能并不仅仅只是在脑内

不像现代生物医学那样把人的喜怒哀乐和魂魄意志写在脑细胞的电和化学信息编码里，中医学却把这些东西刻在五脏的气血变化之中，其间的差异赫然！然而，正是基于这种差异，却能让我们发现关于脑功能研究的另外一条道路：脑功能也许真的不只是在大脑里，而更多的是生发于脑-脏的相互作用（Interaction between Brain and Organ，IBO）之中。

这显然是关于脑功能研究的一个全新方向。可以预言，沿着这一研究方向，脑在人们脑中的形象将发生重大变化，人们也有可能发现许多新的脑科学问题和解决方案，包括让脑功能在胚胎期间有更好地发育、有效调控人的情感、增强学习功能和更有效地治疗那些发生在大脑中的疾病。

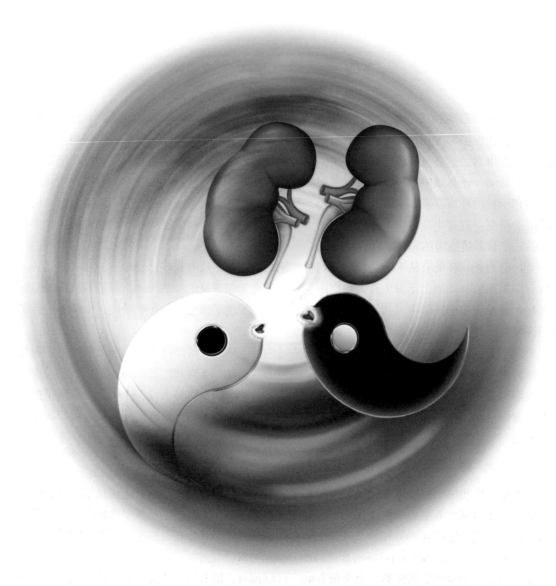

SHEN (肾) Governing Reproduction:
Is the Kidney Capable of Synthetizing and Secreting
the Active Substances on Regulating Reproduction?

肾主生殖：肾能合成和分泌调节生殖功能的活性物质吗？

肾是什么？肾在体内究竟在做什么？

在过去的年代中，虽然现代医学已经对肾从解剖学、生理学、生物化学和分子生物学、病理学等许多方面有了很深入的了解，但这两个问题至今仍然具有非常的重要性，尤其是在我们力图对传统中医药学的"藏象肾"和现代医学的"解剖肾"进行比较研究的时候更是如此。

我们只要认真地做一比较就可以发现，中医药学的"藏象肾"和现代医学的"解剖肾"既有很多不同，又有很多相似，而就在这种异同之间可能隐含着许多我们还不曾认识的东西。

一、对肾解剖位置认识的一致性

按照中医药学的论述，"腰者，肾之府"，甚至有中医学者认为，"肾位于腰部脊柱两侧，左右各一"。这一关于肾位置的认识显然与现代医学对肾（kidney）解剖位置的认识是一致的。

二、对肾功能认识的差异

在传统中医药学的经典理论中，肾是"藏精，主生殖、生长发育和脏腑气化、主水、主纳气、合骨、通脑生髓、开窍于耳和二阴"等诸多生理功能的一个集合，而在现代医学的经典理论中，肾只不过是一个生成和外泌尿液的器官，通过尿液生成、泌尿和重吸收这样一些生理机制，肾对于维持整体生命的物质和水电解质正常代谢，保证整体生命的物质和水电解质代谢平衡和稳定发挥具有十分重要的作用。

三、在分子水平重新发现"藏象肾"与"解剖肾"的关系

到后来，随着生物学家对生命的认识从器官组织水平到分子水平的发展，人们发现，除了人们已经共知的功能之外，肾在分子水平还具有许多重要的内分泌功能。肾脏合成和分泌多种生物活性物质，在分子水平构成一个发挥更为广泛生理功能的分子调节网络，以调节多种脏器中的生物活性物质代谢。例如，肾小球旁器作为一个可敏感感受体液中代谢成分变化的"传感器"，可动态性合成并分泌促红细胞生成素和肾素。促红细胞生成素作用于肝脏合成的红细胞生成素原，使之转变为红细胞生成素，之后作用于骨髓，促进定向干细胞向红细胞的发育、分化和成熟。

而肾素则使肝内合成的血管紧张素原转变为血管紧张素Ⅰ，之后在肺内血管紧张素转换酶的作用下生成血管紧张素Ⅱ，刺激醛固酮的分泌，构成大家熟知的肾素-血管紧张素-醛固酮系统，是保持机体血压稳定的一个十分重要的分子调控系统。此外，肾间质细胞还合成$1\alpha,25(OH)_2D_3$和前列腺素。$1\alpha,25(OH)_2D_3$是维生素D的活性形式，是促进骨组织生长发育的重要的活性物质；而前列腺素也具有广泛的生物学活性，是机体许多物质代谢途径的重要的调控信号。肾脏还是许多内分泌激素（如胃泌素、胰岛素、甲状旁腺激素等）的灭活器官，对于保持体内各种"相反相成"的内分泌激素水平的有效平衡发挥重要的作用。所有这些在分子水平发现的关于肾脏的新功能已经大大地超出了现代医学经典理论对肾脏功能的认识，而正是从肾脏的这些新功能中，我们可以找到与"藏象肾"的密切关系。例如，肾脏合成促红细胞生成素的功能与中医药学有关"肾藏精，精生髓化血"的理论具有相似性（《诸病源候论·虚劳精血出候》说："肾藏精，精者，血之所成也。"《张氏医通·诸血门》说："精不泄，归精于肝而化清血。"）。而肾脏合成$1\alpha,25(OH)_2D_3$的功能也与中医药学关于"肾主身之骨髓"的认识具有相似性。

我们认为，这种"藏象肾"和"解剖肾"在分子水平上的联系不仅可以通过相应"治肾方药"对相应分子调控网络作用的特异性的药理学研究方法加以验证，而且更有意义的是，通过这样的研究，我们能够基于中医药学的相应理论和方药找到影响或调控这些分子生理学网络运行的更好的策略、方法和药物。

四、肾能合成和分泌调节生殖功能的活性物质吗？

关于这样的活性物质，我们可以从直接的和间接的两个方面加以认识和研究。

在发挥间接影响的活性物质方面，我们已经知道，受肾脏合成分泌肾素调控的血管紧张素Ⅱ可以以旁分泌的方式，通过IP_3/DAG和PKG信号转导通路分别对GnRH、LH、催乳素等生殖激素产生重要影响，进而对机体的生殖行为和其他功能进行调节。另外，由肾间质细胞合成的前列腺素是一种具有显著生殖活性的激素，该激素不仅可调节生殖器官平滑肌的运动和精细胞在雌性生殖道内的运行，而且在生殖器官的发育、配子发生和成熟及妊娠维持等方面都具有重要作用。

关于肾脏是否能合成和分泌对生殖器官发挥直接影响的活性物质，目前我们还无从知晓。但是，从胚胎发生和发育的角度［在胚胎发生发育过程中，肾和睾丸/卵巢形态发生之间具有紧密关系。肾和睾丸/卵巢都是从体节外侧的间介中胚层发育而来，胚胎发育至第3周，生肾索（nephrogenic cord）形成，至第5周，生肾索演变成尿生殖嵴（urogenital ridge），由此逐步分化出睾丸/卵巢和肾］，基于胚胎发育的形态诱导分化规律，也基于中医药学"肾主生殖"的理论，我们推测，肾脏完全有可能是合成和分泌影响生殖器官活动、调控生殖细胞发育分化的生物活性物质的一个重要器官。

对此，我们当然需要采用新的研究方法加以证明。若如此，将不仅具有重大的理论生物医学意义，而且也将引导药物学家基于相应的中医药理论和方药筛选出新的生殖行为和生殖功能调控药物。

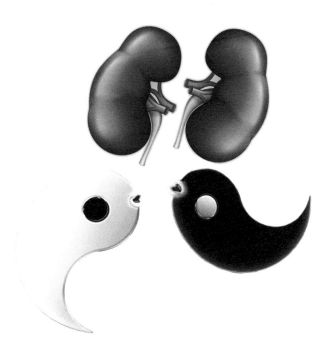

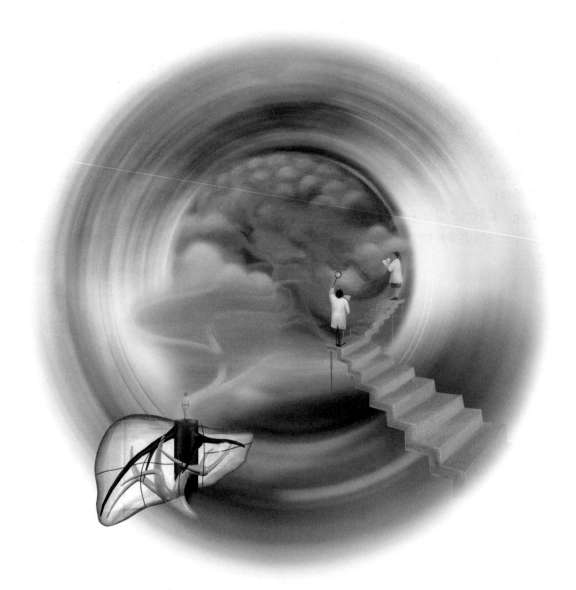

GAN (肝) Accommodating Emotional-Mental
and Liver-Brain Molecular Network for
Regulating Emotional and Mental

肝疏泄情志与肝–脑之间情志调控的分子网络

人的行为受情志的影响很大，很多疾病的发生和发展也与情志密切相关。所以，关于情志产生及调控的研究一直备受关注，并有重大的生物医学、社会学及社会生物学意义。

一个有趣的问题是，对这一领域的研究，中医学与经典的现代医学具有完全不同的理论和方法，我们期望从两者的差异之中能发现该领域中新的研究方向。

根据中医学理论，情志归属于五脏，情志产生于五脏精、气、血的化生和运行之中，而通过调节五脏精、气、血的化生及运行就可调控情志的活动。例如，怒为肝之精气所化生，故过怒则伤肝，肝病亦令人发怒，然"治怒为难，惟平肝可以治怒，此医家治怒之法也"（《杂病源流犀烛》）。这一理论和方法为我们认识情志的产生和对情志进行有效调控提供了一种与经典的现代医学完全不同的思维方法和技术路径，显现出巨大的研究开发价值。

中医学在阐明情志产生和调控的五脏共同机制的同时，也特别强调了肝在疏泄调畅情志中独特的枢纽地位。在中医学看来，机体全部的正常生命活动需要收藏和疏泄两种运动的平衡协调，肝肾二脏对此发挥着重要作用，所谓"主闭藏者肾也，司疏泄者肝也"（《格致余论·阳有余阴不足论》）。肝的疏泄功能不仅在于疏泄气、血、精、津液等各种生命精微物质和能量的运行，更重要的还在于疏泄情志。肝疏泄情志的功能除了作为"将军之官"，主谋虑和疏泄其在志之怒以外，还通过疏泄脏腑经络之气的升降出入运动，从而对机体所有的情志活动发挥疏泄调畅的功能。正如《医碥》所载："郁而不舒，则皆肝木之病矣。"所以，在临床上，"诸病多从肝来"，"肝病最杂而治法最广"（《王旭高医书六种·西溪书屋夜话录》）。而临证如善用调肝木之法，常常可收到神奇的治疗效果。

与中医学不同，按照经典的现代医学理论，情志归属于脑。随着脑科学的发展，人们对情志的产生和调控机制的研究从最原始的猜测，到早期的科学家将人或动物的情志表现作为科学进行观察，再到20世纪20年代至30年代获得对情志进行实验研究的方法并开始进行系统的实验研究，这些历程不断地使科学家们对人和动物的情志研究逐步地深入到分子水平。

令科学家们感到十分惊奇的是，在分子水平，他们发现，长期以来让人们感到非常复杂并且有些难以琢磨的情志活动原本是受一些很小的分子调控的，特别是那些在脑组织内活跃代谢的单胺类神经递质（如5–HT）对于情志的产生和调控发挥着重要作用，因而这些分子长期以来也成为药物学家寻找情志调控药物的作用靶向。

由此看来，对于情志产生和调控的研究，在中医学和现代医学的理论之间存在着似乎是永远都难以逾越的"鸿沟"。然而，随着分子脑科学研究的进展，科学家们更为惊奇地发现，在脑组织内对情志产生和调控发挥重要作用的5-HT却与肝组织内的Tryptophan Pyrrolase密切相关。早在20世纪70年代进行的研究就表明，皮质固醇、α–甲基色氨酸（α–Methyltryptophan）等物质能通过诱导肝脏中的Tryptophan Pyrrolase活性而降低脑组织中的5–HT和5–HIAA的浓度，肝脏中的Tryptophan Pyrrolase活性抑制剂Allopurinol可以逆转5–HT的这些代谢改变，而这些发生在肝–脑之间的有关5–HT代谢的改变是抑郁症发病的一个重要的分子生化机制。虽然与此相关的问题尚需要进行更为深入的研究方可做出最后的结论，但是，这些结果却在肝–脑之间指示出了一个全新的和极有兴趣的研究方向：除却5–HT，在肝–脑之间似乎存在着一个更为复杂和广泛的单胺类神经递质生化代谢的相互作用的分子调控网络，而这一分子网络对于机体的情志产生和调控发挥重要作用。进而言之，我们还能够假定，在其他脏器也存在类似肝–脑之间的脑–脏相互作用的分子机制以全面实现脑功能的反馈性控制，而这一机制对于机体在感知和适应环境中的情志产生和调控可能发挥着远比单纯脑更为重要的作用。

于是，在情志产生和调控的分子水平，我们很有趣地看到了中医学和现代生物医学理论之间具有的相似性及其发展的趋同性。之前，我们曾对这种相似性进行过理论性的探讨，而这里引用的则是一个实验的例子。从此出发，我们似乎可以超越两者之间长久存在的理论"鸿沟"。这一超越的生物医学意义既是理论性的，也是实践性的。在理论方面，由此将导致关于情志产生和调控机制研究新理论和新方法的诞生。在实践方面，基于这样的新理论和中医学预防和治疗情志性疾病的临证经验，未来的生物医学家和药物学家将可能筛选研制出更有效的情志调控方法及药物，在这一方面，此前我们已经做了一些初步的、但很有指示意义的研究。

基于中医学"心"理论对心电生物学作用的一个新假说

关于"心"，无论在中国传统医学理论中，还是在中国传统文化结构中都占有非常重要的地位，其中蕴涵的许多东西是今天生物医学尚未真正认识，并值得我们深入研究和挖掘的。

一、中医学的"心"与现代医学的"心脏"具有等同性

中医学理论对"心"不仅有形态位置的描述，而且对其功能也有独特的认识。对于心的形态位置，中医学认为，"心居于胸腔，横膈膜之上，位于胸腔之内，膈膜之上，形似倒垂未开之莲蕊，外有心包护卫"，"膻中者，心主之宫城也"。

对于心的功能，中医学认为主要有两个方面，一是主血脉，二是主神志。除此之外，中医学还以独特的思维方法揭示了"心"在功能上与其他脏腑和肢节九窍之间的相互关系和相互作用，并阐述了其相应的病理学意义、病证和辨证论治方法。在这里，中医学有关"心"的形态位置的观察及其"主血脉"功能的认识与现代医学的"心脏"显然具有广度的等同性（当然，中医学对"心"的形态位置的观察并不具有严格的解剖学意义，对其"主血脉"功能的认识方法及其血脉运行理论也与现代医学关于血液循环的理论不尽相同），只是"主神志"的功能表现出了与心脏很大的差异。不过，我们注意到，在英语中，Heart包含有丰富的与"主神志"相关的语义（Heart除了表示"心脏"这样的具体器官之外，还有许多与"神志"有关的语义）。

this organ when thought of as the center of the feelings,esp.kind feelings；

courage,firmness of purpose；

after one's own heart of the type like oneself；

break someone's heart to make someone very unhappy；

by heart by memory；

set one's heart on（doing）something to want very much to have or do something；

take（something）to heart to feel the effect of something deeply（and take suitable action）；

eat one's heart out to be very troubled,be worrying a lot；

wear one's heart on one's sleeve to show one's feelings（esp.to show that one is in love with a certain person）instead of hiding these feelings。

只是生物医学对Heart这一方面的作用研究极少。

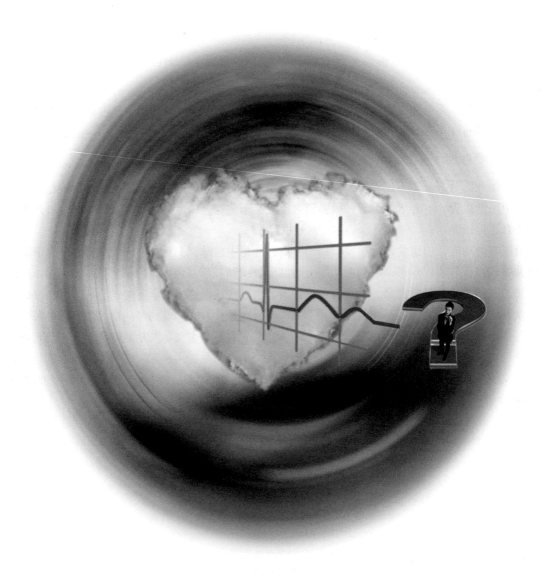

A New Hypothesis on the Biological Function of
Electrocardio Based on XIN (心) Theory of Chinese Medicine

然而，值得关注的是，自20世纪以来，这一情形已经发生了某些重要改变，有关"心脏""主神志"功能的相关生物医学研究正在取得进展。例如，有源于西方科学家的解剖学研究发现，在心脏中有发向大脑的神经纤维存在，但对其功能的研究尚未见报道。还有国内学者的研究表明，良好的"心脑偶合"关系对于良好的思维功能可能是重要的。同时也有施行异体（或异种）心脏移植术后患者神志行为方式发生重大变化的病例报道。所有这些都提示，除了脑之外，心脏可能的确在"主神志"方面发挥着某种我们尚不知晓的重要功能，而中医学关于"心"理论的研究则将引导现代或未来的生物医学家发现"心脏"在这一方面的重要作用。如上所述可以认为，中医学的"心"与现代医学的"心脏"是具有等同性的。

二、心电的生物学作用及其研究

按照中医学理论，在所有的脏腑中，心的功能主宰着其他脏腑的协调活动。正如《内经》所说，"心者，五脏六腑之大主"，"心动，五脏六腑皆摇"。从中医学的"心"与现代医学的"心脏"具有等同性的认识出发，中医学关于这一"心"功能对其他脏腑功能的重要性完全可以从机体所有脏器的功能对血循环的敏感依赖性及几乎所有的病理过程都伴有微循环障碍中进行理解，也可以从心搏停止才意味着死亡的临床实践中加以体会。而我们这里要提出的是：对于机体整体的生命活动，除了神经电信号之外，心电信号是否是一个非常重要的调控信号？

自从生理学家发现并记录到心肌细胞的动作电位，到后来心脏作为电偶极子、机体作为容积导体对心电电位的传导与分布，以及心电图导联系统的研究，关于心电、心电向量、心电图及心电信号的多种数学处理分析方法都取得了一系列的重要进展，并且在心脏疾患的诊断中获得了巨大的成功。但是，这些研究基本上都是局限于"如何利用心电信号对心脏疾病进行更早期、更及时和更准确的诊断"领域的，至今还没有关于心电信号对机体其他脏器功能的影响的研究。实际上，植物神经系统在机体内脏器官的生命活动中发挥着最为基本的和重要的调控作用，而心脏接受交感和副交感神经的双重调控，对心电信号有重要影响，心电信号的时域和频域参数可以反映交感神经和副交感神经之间的交互作用及其平衡状态。植物神经把心电系统与下丘脑系统联系在一起，而又通过下丘脑与机体的外环境信号联系起来（其中特别值得关注的是通过下丘脑与天体运行的光周期信号偶合在一起），从而构成一个"脑-心调控信号偶合系统"，这其中，正像植物神经对脏器活动的调控需要在神经节中交换神经元一样，心脏极有可能是一个脑对其他所有内脏生命活动进行调控的一个交换"节点"，在这里，植物神经活动信号被转换为心电信号，而心电信号一方面通过"电-机械偶联"机制启动心脏有严格时序的收缩-舒张运动，另一方面则通过"容积导体机制"传布至全身内外，发挥极其重要的生物医学的生理学和病理学作用。内脏器官的生命活动实际上是受到植物神经系统和心电信号的双重调控的。

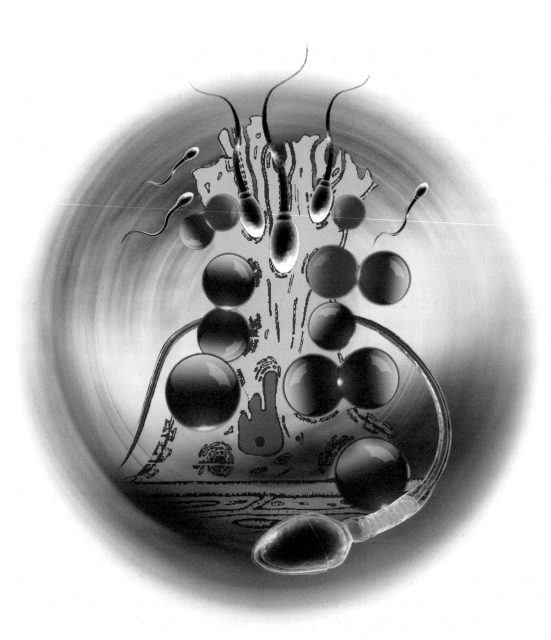

Reproductive Nutriology: An Effective
Approach to Delay Aging of Reproductive Function

生殖营养学：延缓生殖功能衰老的一个有效途径

从纯生物学意义上讲，生殖及通过生殖进行物种繁衍是自然选择赋予生命，从而使生命之所以是生命的一个最为刚性的要求。当一个生命个体完成了进化或遗传赋予他的生殖周期，其生命的衰老也就开始了。

一方面，生殖与衰老的相互联系是一个非常美丽而生动的并能够使人产生无穷想象的生命景象；而另一方面，生殖功能衰老又是机体整体功能衰老的基础。如果我们能找到延缓生殖功能衰老（保持自然选择赋予人原本的生殖周期）的方法，那么，我们就有了延缓整体功能衰老（保持自然选择赋予人原本的生活史）的方法。

基于生殖和寿命（衰老）间的精巧联系，由于生殖周期不同，自然界也就存在多样性的物种生活史类型及与其紧密相关的生殖方式（Reproductive styles）。从物种群体的角度看，一个物种的繁衍率和寿命这两个生命特征是紧密连锁的，长寿物种常常表现低的繁衍率或节约型（Economical type）生殖方式，而短寿物种则常常表现高的繁衍率或铺张型（Lavish type）生殖方式。由此，自然选择这双看不见的手巧妙而神奇地使生命的本质要求获得平衡。基于同样的原因和机制，自然选择也做了将生殖功能和生命的整体功能相连锁的安排，机体通过性激素这样的信使物质对形成生命活动的所有代谢过程直接或间接地发挥调控作用，性激素的平衡是保持生命整体代谢平衡的重要条件，而许多疾病的发生和发展均与性激素的失衡有关。这些生理性或病理性的作用有许多我们已经知道，有些则是我们尚不知晓的。

最为有趣的是，正是在这样的角度上，我们发现中医学理论与此表现出高度的一致性。中医学利用"象"的思维方法，通过"肾"将机体的生殖功能和整体功能联系起来，并强调了"肾"在机体全部生命活动中的重要性，由此创造了许多有关生殖养生的方法和技术。在这些技术或方法中，"食养"是一个很有效的和值得研究开发的生殖养生技术。由此，我们将中医学的生殖食养理论和方法与现代营养学的研究结合起来，意识到生殖营养学的研究领域和方向，并期望基于中医学的理论和经验，为延缓生殖功能衰老找到一种营养学的解决方案。

为了了解生殖营养学，我们先看一下营养学的发展。

营养学从科学家20世纪初期发现碳水化合物开始，至今已经有了一百多年的发展历史。在这期间，营养学逐步分化出不同的分支学科，使人们对营养这一基本的和足以支撑全部生命活动的生化过程的认识不断深入。这些分支大概包括了条件营养学（如运动营养学、航天营养学等）、分子营养学、特种生化物质营养学（如肽营养学等）、功能营养学、生态营养学和组织营养学等方面。其中特别值得加以说明的是分子营养学、功能营养学、生态营养学和组织营养学。分子营养学为营养学的研究提供了分子生物学的技术和方法及新的理论框架，成为营养学研究的前沿。功能营养学揭示了营养物质在体内不仅仅发挥支持性的底物供应作用，而且还能够对生命代谢产生特定的调控和修饰作用（中医学称为食疗和食养），其发展使得生物医学家更为关注关于疾病预防和治疗的营养学技术的研究，甚至有生物医学家预言，未来人类最终解决重大疾病的问题将越来越依靠营养学的方法。功能营养学正在为人们的这一努力提供理论框架、开发机会和方法。我们前期提出生态营养学，它要回答的问题是：自然界有成千上万的物种，为什么能给人类提供营养的物种却只有有限的几种？生态营养学从生命进化和自然选择的角度为人类认识这一问题提供理论和方法。组织营养学更是一个独特的和充满魅力的新领域。随着生理学和生物化学研究的不断深入，科学家们发现，机体对于经过消化系统摄入的营养物质在各个组织器官系统中并不是均衡分配的，不同的组织器官有不同的功能，他们具有不同的营养需求，机体通过一系列精巧的结构安排和调节机制保证了不同组织器官有不同的营养选择，这很像一个社会构建的社会财富分配机制。所有这些就构成了组织营养学的研究内容和方向。在这一方面，脑营养学的研究已经为科学家了解脑的工作提供了一个很有价值的"分子视窗"。生殖营养学就是基于营养学的这些特殊分支学科的发展并结合中医学关于生殖食养的理论和经验提出来的。

38页图示是睾丸组织进行营养选择的组织结构模式图。在曲细精管上皮组织中，支柱细胞与支柱细胞通过细胞突起相互连接，各种生精细胞就"镶嵌"在这一链接网内。支柱细胞间的相互连接形成特定的血-睾屏障，为生殖细胞的发育提供特定的发育环境，其中就包括了进行特殊的营养选择。已经有许多研究证明，营养不仅通过这样的组织结构实现了特殊的选择，以保证生殖功能对营养的特殊需要，而且营养也可以作用于生殖轴其他环节对生殖功能产生影响。

研究表明，营养条件是通过对GnRH的合成和释放脉冲以及生殖腺本身的直接作用影响生殖功能的，而生殖细胞对营养物质的利用通过了支柱细胞及其构成的血-睾屏障的生物学选择。瘦素、神经肽Y、胰岛素、皮质醇、阿片肽等神经内分泌激素是生殖营养作用的重要介导因子。

问题是，虽然人们已经知道有些营养成分对于生殖功能是重要的，如碳水化合物（如糖）、微量元素（如锌）、氨基酸（如精氨酸和牛磺酸）、脂肪（如不饱和脂肪酸）等，但究竟是哪些营养成分在生殖功能的启动、发育和维持等不同的阶段发挥关键性作用，以及这些营养成分在体内的代谢动力学调控机制，我们目前仍然了解甚少。颇有意味的是，我们进行的一项生殖营养学研究表明，基于中医学生殖食养的经验确定的一种生殖营养配方具有明显的延缓大鼠生殖功能衰老的作用，这一研究结果为今后深入研究指出了一个有意义的方向。

丹田：机体上-下轴线对称的生命信号流系统的汇点及其反向拓扑调节

无论是中医学还是道学都十分重视丹田的作用。中医学和道学理论不仅详尽地描述了丹田的位置和功能，而且也创造了许多修炼丹田以预防疾病和延年益寿的养生方法。所有这些，实在是一个不可轻易舍弃和不可不究的生物医学问题。

在中医学和道学理论中，"丹田有三，上田神舍，中田气府，下田精区。精中生气，气在中丹；气中生神，神在上丹；真水真气，合而成精，精在下丹"（《钟吕传道集》）。并且特别强调下丹田功能的重要性，认为其是任脉、督脉、冲脉三脉经气运行的起点，十二经脉也都是直接或间接通过丹田而输入本经，再转入本脏。所以，下丹田是"性命之祖，生气之源，五脏六腑之本，十二经脉之根，阴阳之会，呼吸之门，水火交会之乡"（《难经》）。如此，就像许多问题一样，丹田同样是中医学留给后人的一个生物医学之谜。为了解开这一谜团，已经有一些在神经内分泌理论框架中对丹田的研究和探索。这里，我们提出的问题是：丹田是与机体上-下轴线对称并相互作用的生命信号流系统。

有关生命进化史的研究已经确认，从爬行到站立是人从动物中分化出来的一个标志，也正是站立，使人体成为一个具有上下对称性的结构，或者说这种上下对称性结构的分化是促使动物站立起来而进化为人的缘由，由此也间接地透射出这种对称性结构对于人生命活动的重要性。生物医学家们很早就认识到，在这样的一个生命对称体中，分布着许多非常重要的上下对称的内分泌器官轴系，如下丘脑-垂体-肾上腺系、下丘脑-垂体-生殖腺系、下丘脑-垂体-肾素-血管紧张素-醛固酮系等。而在每一个内分泌器官轴系中，又包含了许多不同的非常复杂的内分泌分子轴系，这些轴系都处于人体全部生命活动的调控中心。我们相信，像这样的内分泌轴系也许还有很多，只不过我们尚未认识到而已（近年来有关胃肠肽激素与下丘脑相互关系的研究，提示人体中有下丘脑-垂体-胃肠轴系的存在，且这一轴系对于机体的能量平衡调节具有重要的作用）。随着生物医学技术的不断进步，这样的内分泌器官轴系或在器官轴系中的分子轴系还将被陆续发现。

从数学物理学的角度看，这些内分泌轴系可以视为一种呈上下轴线对称并相互作用的生命信号流系统。在此引入生命信号流系统是有意义的，因为由此不仅能使我们给出这些内分泌轴系生理活动的数学模型，并从中导出某些我们仅从生理学意义上难以揭示的活动规律，而且会使我们从一个全新的视角认识丹田的意义及其潜在的研究价值。

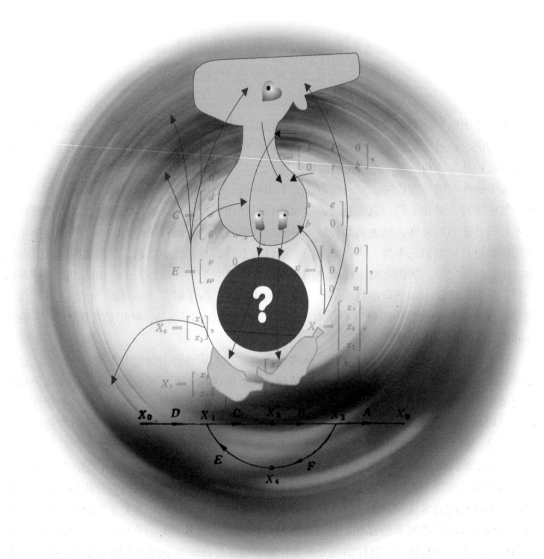

DANTIAN (丹田) : The Symmetrical Junction of Vital
Signal Flow System along Upper-Lower Axis and
Its Reverse Topological Regulation

为此，我们先回顾一下信号流图理论的基本概念，因为信号流图是一种用于解析信号流系统的一个极为有用的工具。

信号流图理论和方法是数学和物理学相互融合的产物。从数学的角度讲，信号流图是一种赋权的有向图，由节点及连接在节点间的有向支路构成。根据支路的起点和终点的不同走向，信号流图可以分为开路、闭路或环及自环。根据有无环又可分为级联信号流图和反馈信号流图。根据节点和支路权的量的性质可以将信号流图分为标量信号流图和矩阵信号流图，前者节点和支路的权都是标量，后者每个节点所表示的是一组变量，每条支路的传输是系数矩阵。

信号流图有以下两个重要的性质：

①传输性：节点信号沿不同的出支路传输到不同的节点，到达后一节点的信号等于支路始端的节点信号乘以相应支路的传输。

$$t_{1j}x_j, \quad t_{2j}x_j, \quad \ldots\ldots \ t_{kj}x_j$$

②迭加性：对每一非源点，节点信号等于从其他节点来的所有信号的代数和。

$$x_j = \sum_{i=1}^{r} t_{1j}x_j$$

信号流图是和线性方程组及矩阵相联系的。每一信号流图一定有唯一的方程组与之对应，信号流图的节点对应于方程组中的变量，而支路的权对应于某一变量的系数。信号流图还可以用矩阵进行描述。已经证明了的一个论断是，所有的信号流图可以分别用分支矩阵B、汇总矩阵S和支路权矩阵W三个矩阵完全地加以描述。

有三种求解一个信号流图从源点到汇点的传输（图传输）的方法。一种是基于图简化规则的方法，有四种规则能够逐步消去信号流图中的节点，最终使图简化为只包括源点和汇点的残图，而残图中从源点到汇点的支路传输就是用自变量表示应变量的系数。第二种是利用Mason增益公式，该公式是基于B、S矩阵的拓扑性质推导出来的：

$$x_j/y_i = \sum_k p_k \triangle_k / \triangle$$

k表明了从源节点i到节点j的传输，等于所有可能的从i到j的路传输与对应的不接触该路的图行列式积之和与图行列式之比。

Mason增益公式是求信号流图中源点到汇点的传输的一个直接的方法。第三种是构成闭环信号流图。利用Mason增益公式需要找出环和路两种拓扑结构，而采用闭合信号流图只需求出环一种拓扑，更为简便，利用该方法的算法能够使分析结构复杂的信号流图的过程在计算机上实现。

矩阵信号流图的求解方法有两种,一种是利用图简化规则的逐步简化法,另一种是直接由图的拓扑结构写出传输的拓扑方法(回环法和最优拓扑法)。

信号流图另外几个重要的概念是节点分裂、回归差、部分回归差和图指数。节点分裂是指一个节点分裂为源点和汇点两个节点,在这种情形下,所有出支路离开源点,而所有入支路进入汇点。所以,节点分裂意味着阻断了通过该节点的信号传输。从节点分裂可以分别导出节点环传输、节点回归差和部分回归差的定义。图指数是指破坏图中所有的环而需要分裂的最少节点数(本征节点),这些节点的集合构成图的最小本征集,用以表征图的复杂度。

信号流图一个很重要的性质就是反向。在信号流图中,反向具有非常重要的作用,它可以简化图的拓扑结构,从而将系统从一种参数表示方式变换为另一种参数表示方式,是信号流图变换中常用的方法。存在两种反向情况,一种是从源点出发的支路的反向,另一种是从源点出发的路的反向。

以上就是信号流图的一些基本知识,对于详细的理论和方法,有兴趣的读者可以进一步参阅文献。下面我们尝试利用信号流图的理论和方法来模拟人体中呈上下对称的内分泌轴系的活动。

根据生理学的研究,这些内分泌轴系中上位器官激素分子的分泌引发下位器官激素分子的分泌,是一个呈典型因果变换的生理学系统。在一个整体中,有各种不同的这样的系统在同时活动,而在每一个这样的系统中,又有各种不同的激素分子在同时活动,而这种活动在正常的生命状态下最重要的是平衡,于是,从数学的角度,这些生理活动可用线性方程组进行数学模拟。

可以从不同的水平和不同的角度构建这样的线性方程组。

把每一个不同轴系上位器官中全部的各个激素分子的分泌量作为群自变量,每个轴系各下位器官相应各个激素分子的分泌量作为群应变量,一个轴系不同位器官间激素分子的因果变换构成一个线性方程,于是所有轴系就可构成由m个线性方程组成的器官水平的线性方程组。

把一个轴系上位器官中不同激素分子的分泌量作为自变量,把其下位器官中相应激素分子的分泌量作为因变量,于是,可以构成一个轴系的n个线性方程组成的分子水平的线性方程组。

把一个轴系的n个分子水平的线性方程组复合于m个器官水平的线性方程组,这样,我们就可以构建一个具有m×n维的关于人体呈上下对称的内分泌轴系的线性方程组,这无疑是一个高维的异常复杂的方程组。进一步,考虑时间变量,则可以构建这些内分泌轴系相互作用的线性动力学方程组(线性微分方程组)。

可以看出,这些内分泌轴系的生理活动具有典型的信号流特征,是一种典型的信号流系统。

器官、细胞和分子是不同水平信号流的节点，从源器官-细胞-分子到靶器官-细胞-分子是一个支路或路的传输，下位，也就是位于下腹腔的器官（细胞、分子）是信号流的汇点。所以，对应于这些轴系的m×n维线性方程组，可以用以做出相应的信号流图，特别地，因为在这样的信号流系统中，每个节点都具有一组变量而非一个激素分子变量，所以，做出的将是矩阵信号流图。

信号流图的节点分裂以及基于节点分裂而产生的节点回归差或部分回归差可以视为这些内分泌轴系相应的病理过程，并且可以利用这样的方法和数据对这些病理过程进行数学模拟。

基于上述的思想，我们能够给出关于丹田的一个假说，即丹田就是人体各种上下轴线对称的内分泌轴系信号流汇点的一个数学集合，在一般情形下，这些轴系的信号流动是上下对称相互作用的，从信号流图的反向性质和作用出发，可以认为中医学创造的关于修炼丹田的方法就是对这一系统的一种反向的拓扑调节操作，其生物医学意义十分明显和重要。

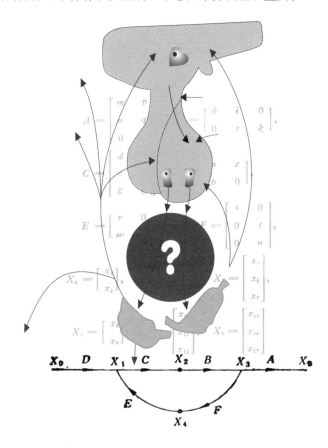

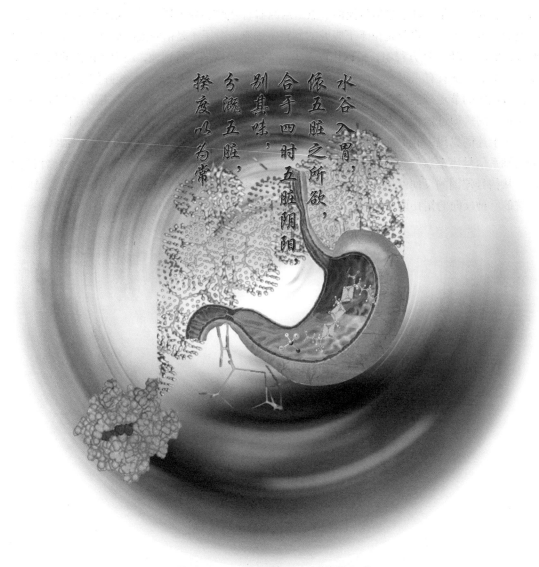

水谷入胃，
依五脏之所欲，
合于四时五脏阴阳，
别其味，
分溉五脏，
揆度以为常

Restudy on PI-WEI (脾-胃) Theory:
What Kind of Substances Food Will Be Digested
into and in Which Molecular Form Is Absorbed?

脾胃学说再研究：食物究竟被消化成什么并以何种分子形式吸收？

虽然生物医学对机体消化系统的结构（从器官的解剖结构到细胞的超微结构）与功能及其病理状态已经有了太久太多的研究，但随着研究的不断深入，科学家们却发现，对于"食物究竟被消化成了什么并以何种分子形式吸收"这个问题我们至今仍然没有完全明了，甚或有许多经典的研究结论也已或正在受到质疑和考验，而传统中医学的脾胃学说也清晰地提示，在这一领域仍然有广阔的研究和发现空间。

脾胃学说是中医学理论中的一个重要内容，有许多临床的辨证、立法和择药组方过程以及养生方法都是基于这一理论进行的。在这一理论中，有关水谷精微的消化运化是一个重要内容。通过脾胃，机体将外来的食物消化成生命代谢所需要的形式，并运化至生命代谢所需要的部位。中医学谓脾胃是"后天之本"，为"气血生化之源"，这其中隐喻了许多对机体的消化吸收过程进行重新研究的意义和必要性。

根据中医学的脾胃学说，机体对食物的消化运化并不是一个确定的过程，而是一个始于脾胃，与许多其他脏腑的功能相互协调，并随五谷之味、四时和五脏阴阳的变化而变化的过程。以下举出几则经典的论述以说明这一点。

"黄帝曰：愿闻谷气有五味，其入五脏，分别奈何？伯高曰：胃者，五脏六腑之海也，水谷皆入于胃，五脏六腑，皆禀气于胃。五味各走其所喜，谷味酸，先走肝，谷味苦，先走心，谷味甘，先走脾，谷味辛，先走肺，谷味咸，先走肾。谷气津液已行，营卫大通，乃化糟粕，以次传下。"

"故水谷入胃，别其味，分凝五脏，五脏皆能从其性而无使过之，是以无太过无不及也。"

"五味入口，藏于肠胃，以养五脏气，故五味为五脏之所欲，无有偏胜则津液相成而神自生矣。"

"饮入于胃，游溢精气，上输于脾，脾气散精，上归于肺，通调水道，下输膀胱，水精四布，五经并行，合于四时五脏阴阳，揆度以为常也。"

通过缜密的比较研究，我们发现，从中医学的脾胃学说，我们能够提取出以下两个关于食物消化吸收过程的全新问题。这两个问题有的是现代生物医学正在研究的问题，有的则仍然尚未被现代生物医学所注意。

1. 以往关于认识机体消化吸收过程的全部知识都是建立在解剖思维框架中的，因而科学家们去研究消化系统的解剖结构和组织细胞形态，研究食物的消化吸收部位、过程和机制，却忽视了对机体的消化吸收功能与营养物质和能量代谢功能的相互联系与相互作用的研究。近年来，在分子水平的研究发现，胃肠并不只执行消化吸收功能，也合成和分泌许多肽类信号分子。这些分子将胃肠消化吸收状态的信息通过血液循环同时传递给下丘脑和周围代谢组织。食物的消化运化处于生命代谢链的初始环节，生命代谢链的代谢活动及其状态的变化对这一初始条件自然具有高度的敏感依赖性，从而将机体对营养物质的摄入和代谢得以整合为一个非线性平衡的系统。令人惊奇的是，我们正是在这一研究视野中重新发现了在中医学脾主运化理论中蕴涵着的许多全新的研究内容和方向。同时，借助于中医学脾主运化的理论及其相关辨证论治方法和方药，我们还能更方便地将这些前沿的基础性研究引入临床，促进相关系统临床医学诊断和治疗技术的进步以及全新作用靶向药物的研发。

2. 根据经典的关于机体消化过程的研究，长久以来医学界都公认，人体摄入的营养素都是被胃、胰分泌的消化酶类分解成特定的分子形式而吸收的，即蛋白质被消化成游离氨基酸、糖类被消化成葡萄糖、脂肪被消化成脂肪酸等。然而近年来的研究却证明并非一定如此。以蛋白质为例，除了游离氨基酸之外，在很多情况下，蛋白质常常是被分解成大量的小分子肽的形式吸收的，小分子肽是蛋白质营养代谢系统中一个非常普遍和重要的初始分子条件。在这一方面，目前已经知道：

（1）由20种氨基酸构成的日粮蛋白质在游离胃肠蛋白酶和结合在肠上皮细胞刷状缘上的肽水解酶共同作用下，可以分解成400多种二肽和8000多种三肽，其分子量从96.2（di-Gly）到522.6（tri-Trp）不等，并以这样的分子形式被肠上皮细胞顶膜吸收。甚至有研究证明，对于甘氨酸和赖氨酸的吸收，空肠中段对甘-赖二肽分子的运转显得比对游离氨基酸的运转更有效。

（2）除了小分子肽，似乎还包括某些较大的肽分子。在这一方面，对重组水蛭素经肠道吸收的研究是一个典型的例子。

（3）这些被消化的和被吸收的肽分子除了营养作用之外，还具有更广泛的生理活性，在调节机体的生理和病理过程中扮演重要角色。

根据这些研究，再结合中医学脾主运化的理论，我们能够提出一个更进一步的假说：胃肠究竟将营养物质消化成什么分子形式和以何种分子形式吸收以及以何种形式转运至相关的脏器不是固定的，而是变化的，并且具有混沌性，取决于食物种类以及机体不同的生理学和病理学状态。正如中医学所指出的"水谷入胃，依五脏之所欲，合于四时五脏阴阳，别其味，分溉五脏，揆度以为常"那样，是一个充满魅力和挑战的新的研究领域。

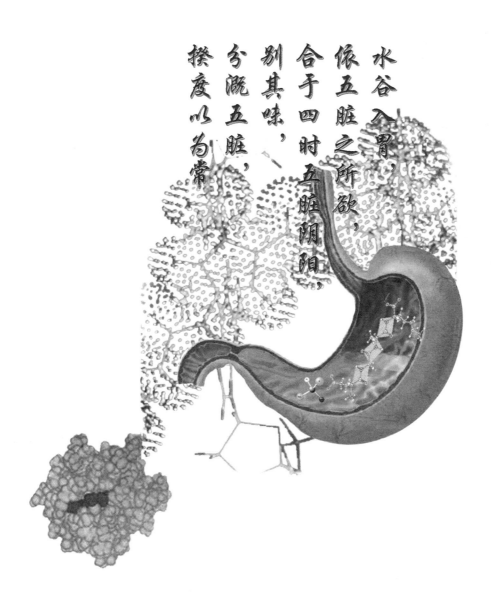

水谷入胃，
依五脏之所欲，
合于四时五脏阴阳，
别其味，
分溉五脏，
揆度以为常

JING (精) and QI (气)

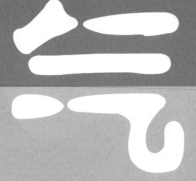

精气

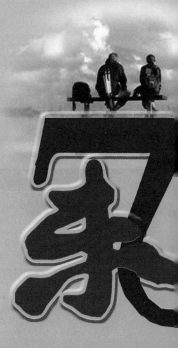

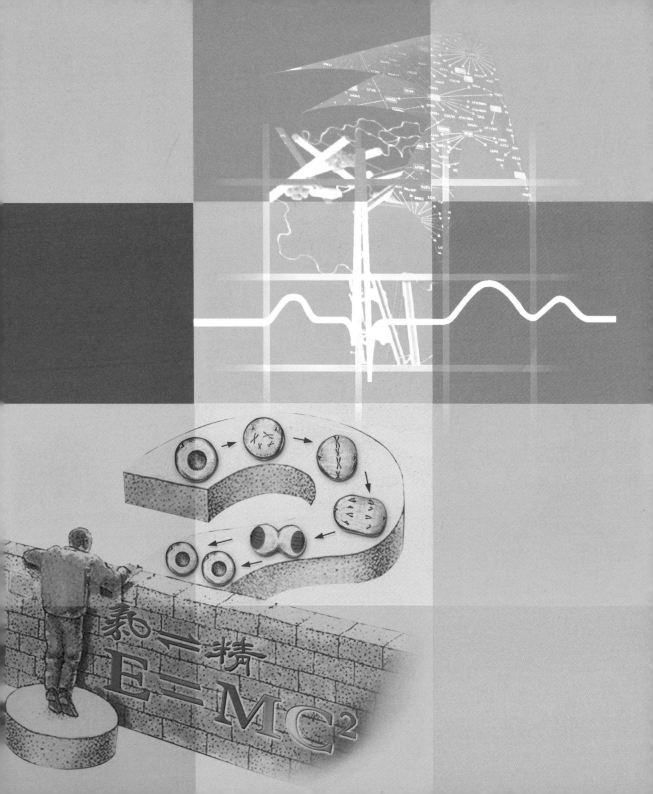

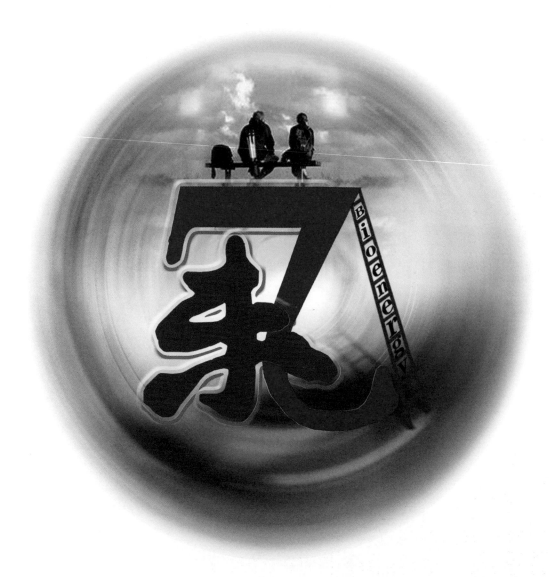

Qi (气) , Bioenergy and Bioenergy Medicine

气、生物能与生物能量医学

气在中医药学中是一个十分重要并且具有普适性的概念，从一定意义上讲，全部中医药学理论和临床实践都是建立在气和气化的学说基础之上的。所以，在现代生物医学意义上重新解读和诠释气的生物学本质，对于中医药学理论的现代发展有着重要意义。

那么，气究竟是什么呢？

因为古中国人认识事物的方法是思辨性的，而汉字又是典型的形意结构，所以，我们不妨基于气字的起源和演变去洞悉在古人的思想中气究竟是一种什么样的东西。

气字是源于甲骨文的"三"，象征浮游于空中的云气，后来，经过金文（气）和小篆（气）的变形，再在其字下加上"米"字，就变成了形声字"氣"（后又简化为"气"）。因此，从气的原本语义可以看出气有两层含义，一指天空之气，另指天空之气与可食水谷合化之气。显然，气的汉字语义与中医学关于气的定义基本是一致的，指天空之气与可食水谷合化之气。

中医学将气分为呼吸之气、水谷之气和脏腑之气。在脏腑之气中，又分为先天之气和后天之气两类。先天之气，禀赋于遗传，藏于肾中，需要后天水谷精微的滋养和补充，称为元气，为人体生命活动的原动力。宗气、营气和卫气以及各脏之气为后天之气，均由呼吸之气与水谷精微合而化生。可见，气的名称虽多，但却原本于一，均为呼吸之气与水谷精微化生而成，只不过因其来源和所属脏腑以及功能的不同人为地将其别类罢了。

无论是从气字的原本语义及其演变还是中医学关于气的化生理论中，气的化生无疑都是一种生物化学的过程，可以放在与现代生物化学理论的比较框架中对气进行重新解读和诠释。

现代生物化学将呼吸之气与水谷精微化生的过程称为生物氧化-磷酸化，这是人体所有生命活动的一架生物能量机器。它以高能磷酸键的形式产生、储存、传递和转移生物能，然后把这种生物能转化为生物电、热以及其他形式的生物能量，并通过在分子水平普遍利用的一种生物能量耦联机制将生物能与几乎所有的生命活动联系起来。

由此可以发现，现代生物化学的生物氧化磷酸化理论与中医学关于气的化生理论在本质上是完全一致的。因而我们可以说气的生物学本质就是高能磷酸键形式的生物能，并由此导出中医学是一种生物能量医学的假说，这与以解剖形态为基础的西方医学当然有着很大的不同。认识到这一点是很有意义的，因为由此我们就能够以中医学理论及其临床的辨证论治方法为基础，将非线性生物热力学和动力学的理论和方法大规模地引入医学，从而建立起全新的生物能量医学基本理论以及与其相应的新的诊断和治疗技术。

　　所以，在现代生物医学意义上解读和诠释气的生物学本质，不仅对于中医药学，而且对于现代生物医学的发展都有着重要的意义，其中孕育着许多我们还不了解和未认识到的生物医学问题，而这正是中医药学能对世界有所贡献的一个科学领域。

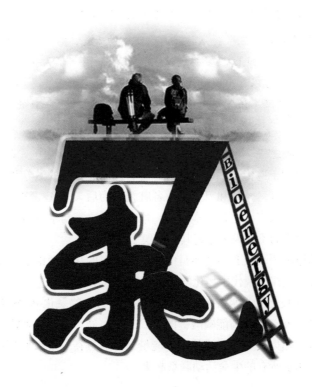

相对生物学：从中医学的精–气相对变化
到细胞周期中的生物质–能关系研究

前文已经基于物理学的相对论理论，并以中医学理论为基础，提出了关于相对生物学的研究及其发展问题，也从中医学的"气"学说出发，讨论了"气、生物能和生物能量医学"问题的研究。这里，我们基于相对生物学的思想，进一步提出并探讨一个饶有兴趣的生命科学问题：从中医学的精–气相对变化到细胞周期中生物质–能关系研究。

中医学的精气相对变化论：关于精、气及其互相化生对于生命的重要性，在中医学的经典著作《灵枢·本脏》中是这样概括的，"人之血气精神者，所以奉生而周于性命者也"。这句话的奥旨是意味深长的，它表述了两层含义：一是说精气的功能，二是说精气发挥功能的运动形式。精气的功能在于"奉生"，而精气之所以能够"奉生"，是因为其间的相互化生转化和"周于性命"的运动。根据中医学理论，精气间的相互化生转化和循环运动是相对性的。"精化气，而气又是精生的动力。精属阴而有形，藏寓于脏腑之中，精化气，气属阳而无形，运行于全身上下内外"讲的就是这个意思。基于前文关于相对生物学的思想，我们认为，中医学关于精–气间的相对性运动与物理学相对论中关于物质质–能间的相对性变化在本质上是具有相似性的，以此出发，可以启发并引导我们将物理学相对论中有关物质质–能相对性变化的原理应用于生物医学之中。

物理学的物质质–能相对变化论：狭义相对论的重要结论之一就是物质质–能间的相对关系。根据狭义相对论的理论，因为物质的质量和能量间的相互转化具有相对性，所以物质的质量和能量是当量等价的。这就是爱因斯坦著名的质能方程：$E = mc^2$。根据这一方程，当一个质量为m的原子分裂为m和m时，会释放出巨大的能量。物质质–能关系的研究不仅导致了原子弹的产生，而且推动了现代物理学的发展。基于相对论关于物质质–能的相对性转化，可以使我们从一个全新的思维角度去重新审视生命的细胞周期，同时对其间的生物质–能的相对性转化问题进行研究，而这个问题是至今还没有人提出并讨论过的。

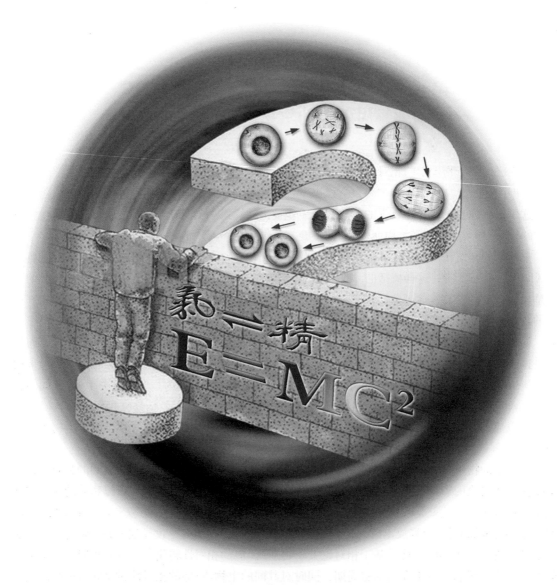

Relative Biology: A Research from Relative Change of
JING-QI (精-气) to Biological Mass-Energy Relation in Cell Cycle

生命细胞周期中生物质–能的相对性转化：细胞周期是一个受到严密调控并以一定速度循环的细胞有丝分裂过程，一个细胞通过一个完整的细胞周期被分裂为两个子细胞。我们的身体时时都有大量的细胞在进行这样的分裂、循环。体细胞不断地分裂循环保证了我们身体的发育成长，保证了机体组织遇到损伤时的及时再生修复。生殖细胞的不断分裂循环不仅赋予人生殖能力，而且保证了遗传物质在生殖过程中的精巧复制和分配。在这里，如果将细胞类比为中医学的"精"和物理学中的"原子"，那么，根据中医学的精–气和物理学相对论的物质质–能相对变化论，我们能够提出一个大胆的假说：生命的细胞周期一定也会存在有生物质–能的相对性转化，并且有特殊的生物能释放出来，这种生物能应该具有十分重要的生物学意义。

由此产生的问题是：这种生物能以什么形式存在和以什么形式释放？究竟有哪些生物学功能？应该用什么方法检测？不同的细胞是否有不同的质–能转化形式？这种生物能会如中医学的"气"那样"运行于全身上下内外"吗？当一个癌细胞以极快的速度循环分裂时，它的能量释放与正常细胞有何区别？它会对正常细胞的生命活动形成怎样的干扰和冲击（比如像一个"生物原子弹"在体内"爆炸"）？按照中医学有关"先天之精气"和"脏腑之精气"相互滋养的理论，生殖细胞和体细胞的生物质–能转化是否存在相互作用等？很显然，这些问题的研究构成了生物医学中一个全新的研究领域。

综上，以中医学的精–气相对性变化以及相对论关于物质质–能相对性转化的理论为基础，我们提出了有关细胞周期中生物质–能关系研究的问题。同样，我们也期望，以中医药学基于精–气相对变化理论建立起来的调控精气化生和运行的临床实践技术为先导，能够使科学家们找到调控细胞周期中生物质–能相对性转化的有效的和可行的方法，而这一切对于调控细胞生长发育，促进细胞再生和癌细胞的控制等方面都是十分重要的。这无疑是传统中医药学能对未来生物医学的发展做出重大贡献的一个领域。

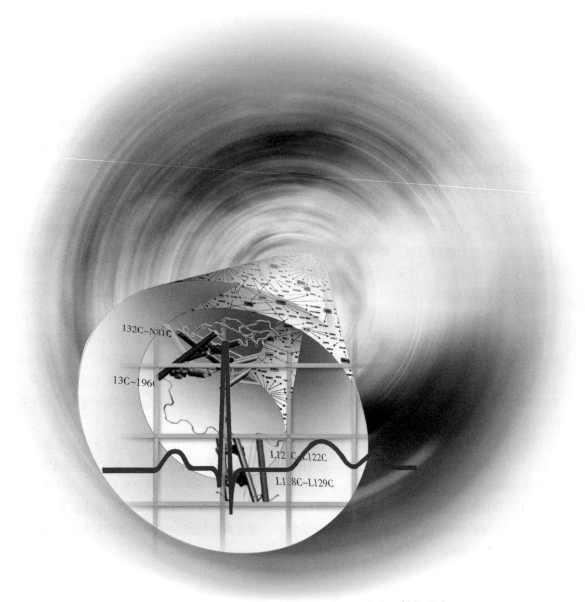

Rediscover the Interaction of Jing-Qi (精-气)
from Protein Chaotic State and Chaotic Motion

从蛋白质的混沌态和混沌运动中
重新发现中医学的精-气相互作用理论

在中医学的生理学和病理学理论中，关于精、气及精-气的相互作用占有十分重要的地位，所以，探讨中医学有关精、气及精-气相互作用理论与现代生命科学理论的相互关联，对于传统中医学和现代生命科学的发展都有重要意义。

此前，我们基于相对论，从相对生物学的角度初步探讨了精-气相对变化及其与细胞周期中生物质-能相对变化的关系，这应该是中医学精气理论研究的一个新方向。

本文基于蛋白质的混沌态和混沌运动探讨中医学的精、气及精-气相互作用可能具有的混沌性质。

蛋白质是生命活动首要的物质基础（Protein在希腊文中就是"首要"的意思）。蛋白质分子又依照一定的规则形成统一的蛋白质分子网络。万象的生命活动正是由万象的蛋白质结构及运动状态决定的。早在20世纪80年代，我们就把中医学"精"的概念与蛋白质这样的生物大分子联系起来，带给了人们很多颇有兴趣的启示和想象。

已有的大量研究显示，在体内，蛋白质分子会呈现很多种不同的结构和运动状态，并且这些状态会因许多因素的影响而变化。而新近的研究表明，蛋白质的混沌态和混沌运动是蛋白质分子的一种具有普遍意义的运动状态。

20世纪70年代，著名理论物理学家和理论生物学家A.S.Davydov将一维分子理论移植到具有α螺旋结构的蛋白质分子中，导出了α螺旋蛋白质分子集体激发和分子链位移的运动方程。之后，我国学者又考虑了电磁波的作用，给出了蛋白质分子运动的非线性薛定谔方程。

$$j\frac{d\varphi}{dt} = \alpha\varphi - b\frac{\alpha\varphi^2}{\alpha x^2} - c|\varphi|^2\varphi + \frac{P \cdot A}{2m}k_0\frac{\alpha\varphi}{\alpha x}$$

基于这一方程的研究表明，蛋白质分子在电磁波的作用下会从孤立子运动转变为混沌运动，呈现出丰富的混沌态。这种混沌态毫无疑问会扩展到整个蛋白质分子网络。

众所周知，在我们的机体内，存在有许多不同的生物电磁波，这些生物电磁波既包括我们熟悉的脑电位、心电位、神经传导电位等，也包括我们还不十分了解的如细胞有丝分裂期间可能释放出的生物电磁波等。所以，机体内的蛋白质分子及其网络的状态时时刻刻都会受到电磁波的作用而发生变化。很早就证明，蛋白质分子是一类具有半导体特性的晶体，所以，蛋白质分子网络也是一种生物半导体网络，而蛋白质分子的混沌态和混沌运动自然也会引发蛋白质分子及其网络的能带结构及功能发生变化，这种变化是具有深刻的生理学和病理学意义的。

　　根据我们以前进行的对比研究，可以将中医学的"精"类比为蛋白质分子，将"气"类比为蛋白质分子能带的能量。基于这样的类比，我们有可能从蛋白质混沌态和混沌运动的角度进行中医学精、气及其相互作用的理论研究。我们相信，这样的研究会令我们得出许多新奇的结论。

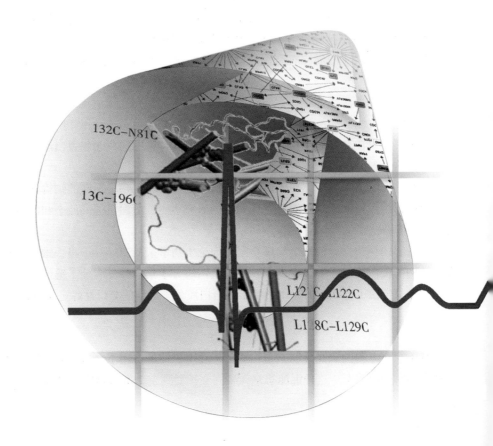

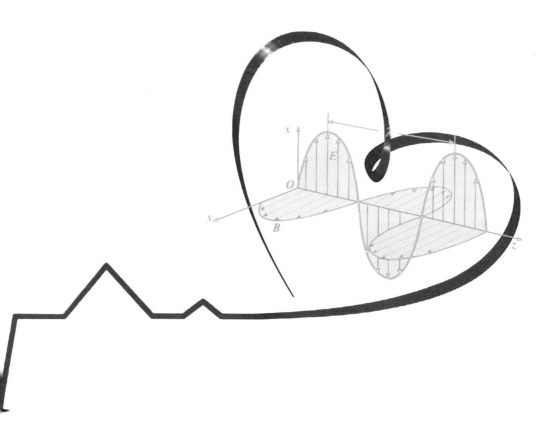

阴阳五行

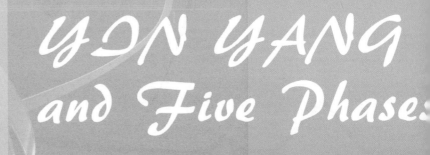

YIN YANG

and Five Phases

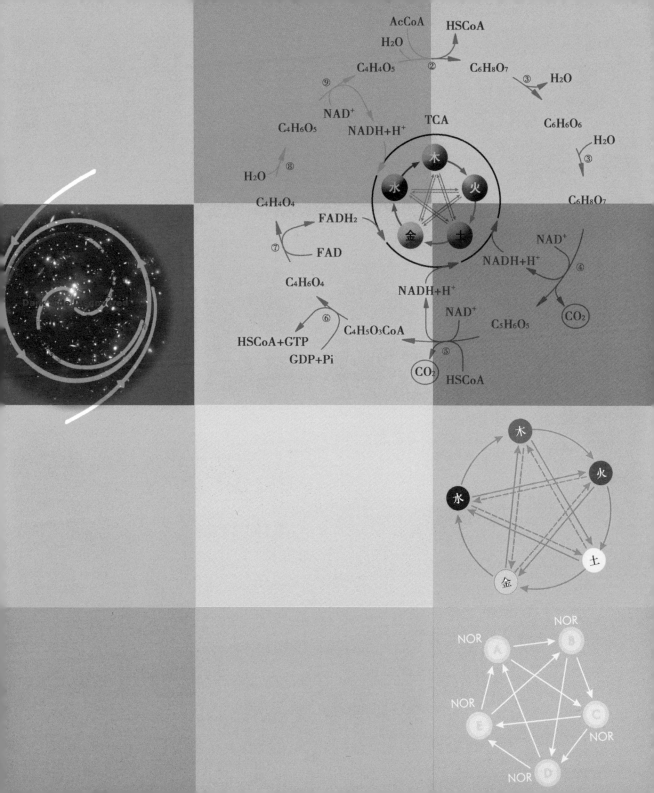

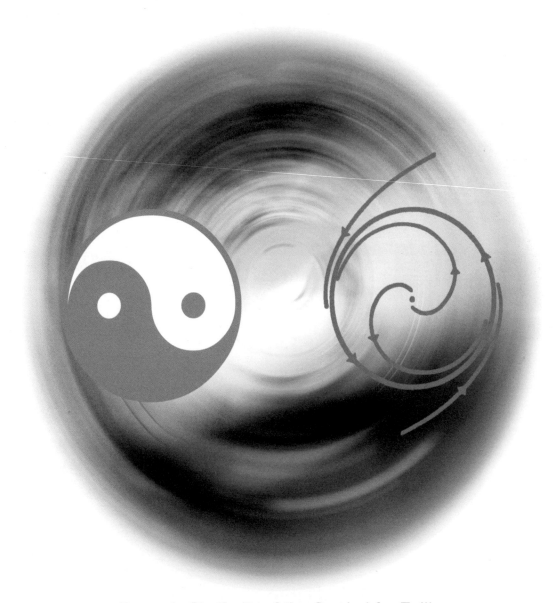

Dynamic Similarity of the Symbol for Taiji
and the Limit Cycle Oscillation Dynamics

太极图与极限环振荡的动力学相似性

将一个由远古时期中国的思想家画就的太极图和由现代科学家解析出的一个典型的非线性动力学系统的极限环振荡放在一起加以比较，我们会发现什么？

对中国传统文化、历史以及中医学的研究表明，虽然太极图是中国传统文化的一个标志，但如果剖去被历史的"尘埃"蒙在其上的神秘主义面纱，它显露出的无非是一幅能包罗万物的关于阴阳相对运动的轨迹，而中医学在认识生命的生理和病理运动中巧妙和完美地应用了这一运动规律。

20世纪末期，科学发生了从线性到非线性的发展。非线性动力学的研究表明，一个非线性动力学系统的动力学行为可用非线性微分方程进行定量描述，且这种动力学行为最终可以表现为相平面内的极限环振荡，极限环振荡这一动力学特性是线性系统或一维常微分方程中不可能存在的。实际上，从生物物理学的角度出发，生命体从整体到器官、组织、细胞、细胞器乃至分子和量子水平，都可以将其模拟为一个不同水平的生物振荡器，而这种振荡总是与极限环振荡相联系的。

因此，就像中医学用阴阳相对运动描写了全部的生命活动，极限环振荡对于生命活动同样具有普适性。这就是一幅关于阴阳相对运动的太极图和一个非线性动力学系统的极限环振荡在动力学行为上的相似性。

在发现太极图和极限环振荡相似性的时候，我们也看到，太极图是封闭的，而极限环振荡却是开放的。这里表达出一种期待，如果利用生命系统非线性动力学的理论和方法将太极图"打开"，我们就能够在非线性动力学的基础上重新构建中医学理论，重新发现许多全新的生命运动规律和调控生命活动的全新方法。

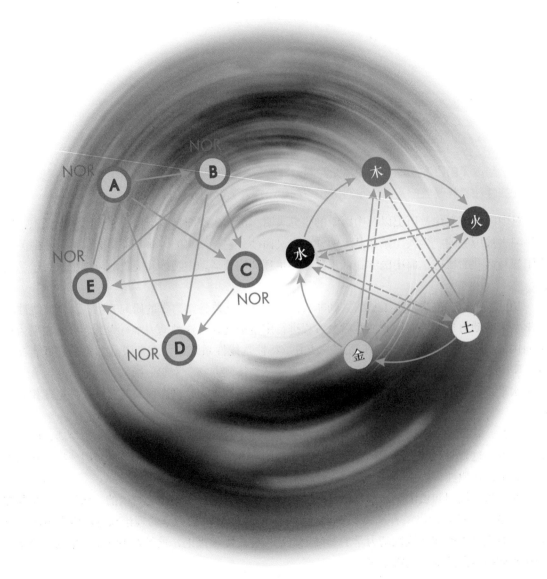

Interaction of Five Phases and Non-Linear
Kinetics of Five Elements Boolean Networks

五行相互作用与五元素布尔网络的非线性动力学

早在公元前一千多年的殷商时期，古中国人就意识到与人的生活密切相关的一切事物可以用木、火、土、金、水五种基本的元素加以概括，所谓"水火者，百姓之所饮食也；金木者，百姓之所兴生也；土者，万物之所资生，是为人用"。之后，在一个漫长的过程中，他们发现了这五种基本元素之间具有的"生克乘侮"关系，建立了五行学说，并且采用"比类取象"的思维方法，将五行学说用以说明人体脏器组织之间的生理、病理及其外环境之间的复杂联系。

在近代中医学的发展历史中，五行学说曾遭到了仅仅以某种哲学思维作为价值判断标准的批判，而我们在这里要剖现给大家的是五行学说的另一个方面。

在近代的非线性动力学研究中，科学家们注意到，由两个输入五个元素（节点）组成的网络是一种最具基本性、最有实际意义和得到广泛研究以及工学应用的多输入布尔元素网络。令人惊奇的是，我们发现，中医学的五行运行图竟然与一个非线性动力学系统中的五元素两输入的布尔网络有着几乎完全相似的几何形状和动力学行为。由此看来，五行之间的相互作用并不是刚性的、机械的和简单的，而是具有柔性的、动态的和复杂的系统，由它所揭示的人体脏器之间的相互关系和相互作用是现代生物医学远没有认识到的，这为我们揭示这种关系提供了一种新的理论和方法。与此同时，它也为人们提供了一条将五元素布尔网络的非线性动力学理论和方法直接引入人体生理学和病理学研究的新路径。

通过这条路径，我们将会发现孕育在人体中的许多新的生物医学问题、研究方向和研究领域。我们相信，未来的研究人员将会围绕着这些迷人的研究问题，沿着这些诱人的研究方向做出他们独特的成就。

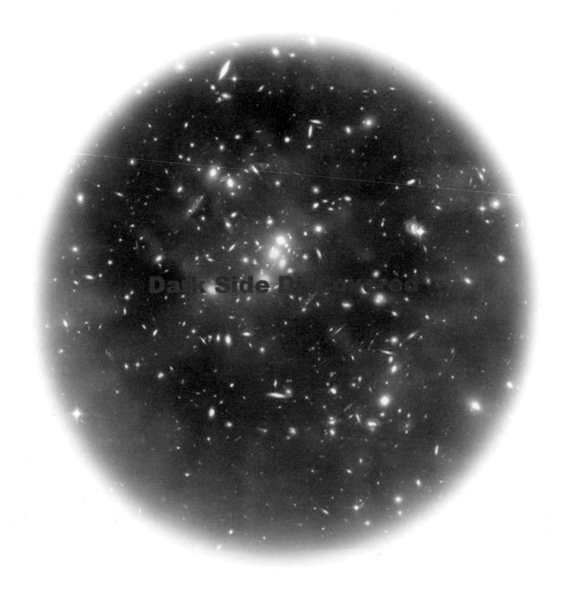

YIN-YANG Theory: From the Discovery of
Dark Matter in Universe to the Study of
Dark Matter and Dark Energy in Living Organisms

阴阳说：从宇宙暗物质的发现到生命暗物质和暗能量的研究

美国宇航局的科学家通过哈勃天文望远镜所拍摄的照片，发现距地球50亿光年的两个星系团碰撞形成的暗物质的朦胧光环。对此，美国天文学家 Myungkook James Jee 兴奋地说："这是暗物质存在的最有力证据。"

根据物理学的定义，暗物质是至今人类无论用什么方法也看不见，只可以通过引力感觉到它的存在的一类物质。相对于暗物质，科学家们也预言并证实了暗能量。尽管人类目前对暗物质和暗能量所知甚少，但却计算和证实了暗物质和暗能量在宇宙物质组成中占据着主导地位：暗能量约占整个宇宙能量的73%，而暗物质约占整个宇宙物质的23%。

在宇宙组成中所占比例最多的物质和能量反而是我们最难看到的和知晓的，这就像人常常会疏忽，甚至难以感受到离自己最近的事物和情感一样。对事物的奥秘了解愈多，未知的情绪反而会愈加膨胀。当年哥白尼把宇宙的中心从地球搬到了太阳，建立了新的宇宙中心知识体系，当许多人对此还没有完全想明白的时候，天文学家又说，虽然地球不是宇宙的中心，但太阳也未必就是。爱因斯坦的广义相对论一提出，关于宇宙中心的话题似乎一切都改变了：原来宇宙根本就不存在中心。

也正因为如此，由暗物质的发现使我们想到中国古典哲学的阴阳学说。按照这一学说，宇宙万物本来就是由阴阳两种性质的物质组成并按照阴阳相互作用的规律运动的，如果人们能从此加以发挥，也许爱因斯坦当年根据他的相对论计算宇宙密度时就不用为"失踪"的物质而倍感诧异了，也许科学家们提出暗物质和暗能量的假说就不是20世纪的1915年，再或许，提出宇宙暗物质和暗能量的可能也就不是西方的科学家而是我们中国人了！

将中国古典哲学的阴阳学说应用于人体结构和功能研究，就产生了中医阴阳学说。在对中医阴阳学说进行系统研究时，我们发现，中医阴阳学说并不是一种理论，而是一种发现和描述生命结构和功能的一种思维技术和方法，利用这一技术和方法，我们能够发现生命活动中许多我们不曾了解的东西。据此，我们认为，因为生命是宇宙物质演化的产物，是生命物质与宇宙演化自相似、自适应和自组织的结果，所以，生命也应当是由暗物质/明物质和暗能量/明能量组成的。这提出了一个对我们极富诱惑力的关于生命科学研究的新问题。

有物理学家形容暗物质和暗能量是21世纪理论物理学研究中的又"一朵乌云"。19世纪末，在理论物理学的研究中，也曾经飘过"两朵乌云"，到20世纪初，这其中的一朵变成了广义相对论，另一朵变成了量子力学。广义相对论和量子力学的诞生对科学和人类的生活都产生了难以估量的影响。那么，从暗物质和暗能量的研究中，人类将发现什么呢？而当我们拨开生命暗物质和暗能量的"乌云"，人类会在一个新的基础上重新认识生命和发现中医学理论吗？

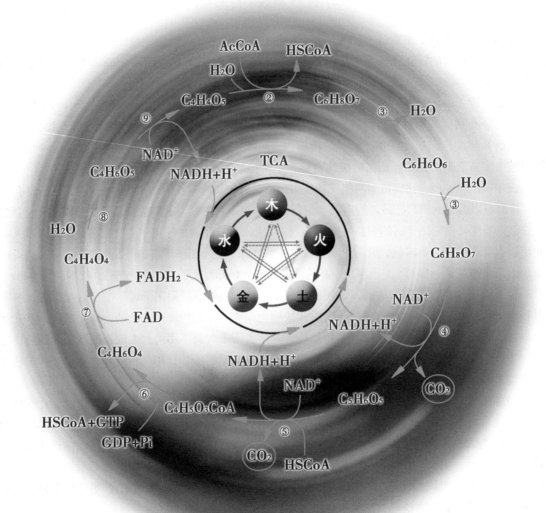

Five Phases Model of Vitality Cycle

生命力循环的五行模型

我们每一个人在孩提时都是玩过陀螺的。想一想陀螺，如果不是循环运动，那个呈锥体形状的陀螺怎么也不可能尖头着地平衡地竖立起来，但当它一旦在外力作用下旋转起来的时候，这种情形就被彻底地改变了。陀螺以其对称轴为中心的旋转不仅代表了一种颇具普适性的循环物理运动，也是运动美的一个象征。实际上，只要我们细细琢磨一下，就应该说循环是宇宙万物最具普适性的运动方式。循环运动的几何图像是圆。

圆，不仅带给人类稳定感和最具诱惑力的视觉美感，而且为人类认识和描写许多物理和化学现象提供一种很有价值的数学模型、数学工具和数学方法。循环运动除了在宇宙时空中的非生命界是普适的，而且也是生命运动的一个非常具有普适性的运动规律。

《圣经》里有这样一段故事：当亚当在伊甸园偷食禁果后，上帝对亚当说："你本是尘土，终将归于尘土。"这是从人类起源就开始的对生命循环的生动认知，表达了生命起源和进化的自然法则对生命运动的一个永远都不能修改的刚性设计。

生命运动不仅在生命的整体水平是遵守循环规律的，而且在分子水平也大量地表现出循环的特征。除了我们熟知的生命能量代谢中最著名的Krebs循环之外，几乎所有生命分子的关键代谢环节都是循环运行的，不仅如此，分别在基因和代谢水平调控生命分子代谢的关键环节也是循环调控的。

因此，如果我们要问生命运动最重要的特征是什么？那就应该说它是循环的，是一个圆。因为生命是起源于天体的，所以基于自相似的机制，以天体的循环运动为相应模板，自然选择的"手"精巧地把众多的生命分子按照类天体运动的循环机制组装在一个生命的"车轮"上，众多的循环运动相互嵌套，构成了一个复杂的"圆（环）运动系统"，"车轮滚滚"，"浩浩荡荡"。于是，生命运动因此而复杂，也因此而简洁，并因此而美丽。

问题是，虽然我们已经在生命的整体水平和分子水平深入地了解了生命运动的循环规律和特征，但并没有能够像描写普适性的循环物理或化学运动那样，建立起一种关于描写生命运动的"圆（环）模型"，也没有能够把这一循环规律用于临床医学关于疾病的诊断和治疗之中。而毫无疑问的是，这样一种模型对于我们用与以往完全不同的全新视角认识和理解生命，对于发明新的关于疾病的诊断和治疗方法都有着非常重要的意义。

正是因为心中具有这样的期待，使得我们能用一个全新的眼光重新审视和研究传统中医药学的五行学说。这样的研究使我们惊奇地发现，早在几千年前中医药学建立起来的五行循环学说就已经给出了一个关于生命循环运动的"圆（环）模型"，并且这一模型是非线性动力学的，是高度抽象、统一和具有普适性的。我们相信，现代生命科学关于生命力循环的理论和中医药学五行循环模型的"邂逅"和"牵手"，对于以上我们所期待的那些生命科学问题的了解和解决将提供一个可行而简洁的技术途径。

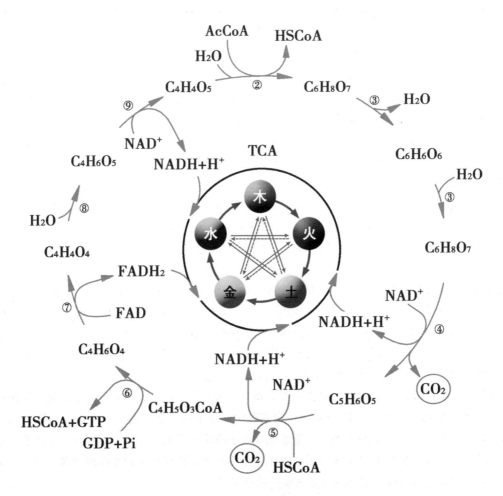

阴阳相互作用与逻辑斯谛映像

中医药学的全部理论及其临床辨证论治方法都是建立在阴阳相互作用的学说之上的，而我们的研究表明，中医学的阴阳相互作用学说及其调控方法具有普适性生物医学意义。因此，寻找适合的科学"窗口"，在全新的现代科学框架内重新对阴阳学说进行研究，以促进古典的阴阳学说向现代科学理论的转变，不仅对于中医药学向现代科学的转变是一个重要的基础，而且对现代生物医学的发展也是有益的。

此前，我们已经就阴阳相互作用与生命的混沌运动及其控制的可能关系进行过某些研究。这里，我们讨论阴阳相互作用与逻辑斯谛映像问题。

按照逻辑斯谛映像，在一个不可积的动力学系统中，都存在吸引子和排斥子正、反两种因素及其相互作用的控制，具有极其复杂的非线性动力学行为和状态。各种水平（包括进化、群体、个体、器官、细胞、分子和量子等）的生命正是这样的一个不可积系统。在不同的水平上，我们到处都可以发现生命运动随时间的非线性演化受到正、反两类因素及其相互作用的控制，这与中医药学的阴阳学说在本质上是一致的。此前，一项有关生命在分子水平普遍利用的"分子对"配对控制机制与阴阳学说相互关系的比较研究，生动地揭示了这种一致性以及其中包含的巨大生物医学意义。

对于一个不可积系统，其动力学行为及其状态可用某种形式的非线性差分方程进行刻画。例如，著名的"虫口模型"就是一个用于刻画处于生态环境中的昆虫繁育行为的非线性差分方程：

$$\chi_{n+1} = a\chi_n - b\chi_n^2$$

这一简单的方程同时包含了正、反两种相互作用的因素，具有复杂的动力学行为和更为普适的意义及用途。适当地选择系统的坐标，也就是重新定义系统的参数，该方程可以写成多种不同的等价形式，其一般形式为：

$$\chi_{n+1} = f(\mu, n\chi_n)$$

其中 f 是一个非线性函数，对于不同的系统或模型有不同的形式，代表了不同系统对不同参量的不同的非线性变换或映射，μ 是系统或模型的一个或多个参量。

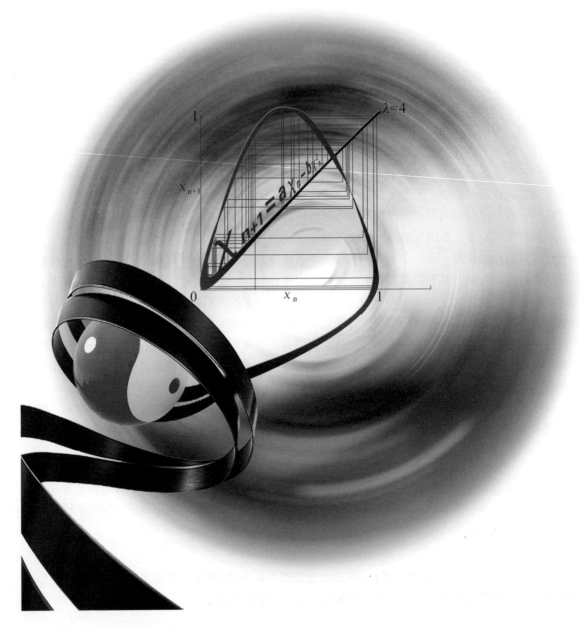

The Interaction of YIN-YANG and Logistic Map

于是，阴阳相互作用可以看成为一个系统内具有两种不同性质控制参量的一个非线性变换或映射，这种不断进行的变换或映射就构成了系统的非线性动力学过程和特征。

用图示或数值方法对这种映射进行迭代计算，可得出一条表征系统运行的动力学轨道：

$$\chi_0, \ \chi_1, \ \chi_2, \ \cdots, \ \chi_i, \ \chi_{i+1}, \ \cdots$$

如果不考虑变换或映射从某个时空域（例如线段I）逃逸的情形，根据系统控制参数的不同，该轨道长时间的动力学演化有5种可能的行为：

①成为一个不动点：

$\chi_i = \chi^*$对于所有的$i \geq N$，在一定的条件下，不动点是稳定的，但在另外的条件下，不动点的稳定性可以发生变化，因此，不动点作为吸引子和排斥子能够发生相互转化。

②进入有限个数字周而复始无限重复的周期P轨道：

$$\chi_n, \ \chi_{n+1}, \ \cdots, \ \chi_{n+p+1} \ 和 \ \chi_{n+p}, \ \chi_{n+p+1}, \ \cdots, \ \chi_{n+2p+1}$$

③进入准周期轨道。

④进入随机轨道。

⑤按照倍周期分叉的规律到混沌。

随着系统参数的变化，轨道可以从稳定的周期1的单线开始一分为二变为周期2轨道，如此，再继续分叉为周期4轨道，直至进入混沌轨道的运动。

无论哪一种可能，轨道行为演化的一个重要特性是存在演化行为转变的临界点。

可以看出，在逻辑斯谛映像中，富含了生命运动随时间演化的规律，并且与中医学关于阴阳相互作用的学说表现出极其重要的相似性，这提示利用逻辑斯谛映像模拟生命运动以及对中医学阴阳学说进行深入研究的可能性。

对于一个生命系统，逻辑斯谛映像中的控制参数包括了先天性的（或基于遗传的）和后天性的（基于事件发生时的）生理学或病理学初值变量，而这5种可能的演化则对应于5种不同的生理或病理的功能状态，这正是中医学遵循阴阳变化进行"辨证识别"的基本原理，而变换或映射从某个时空域逃逸则是一种极端的情形，例如死亡。

认识到这一点是非常有意义的，因为它既意味着生命运动可能具有我们依靠经典生物医学理论不曾认知的更为多样化的复杂的功能态，也意味着我们能够以此为基础建立起普适性的阴阳相互作用的非线性动力学方程，并且将中医学的"辨证识别"理论和方法数理化，同时还意味着借助于中医学的理论，人们可以方便地将逻辑斯谛映像的理论和方法引入生物医学，由此将会改变生物医学对生命和疾病的看法，从而发明针对机体生命运动非线性动力学功能态的诊断方法和设备以及治疗方法和药物，这与以往生物医学所使用的所有诊断和治疗方法将有极大的不同。

天人相应

Correspondence of Human and Astronomical Body

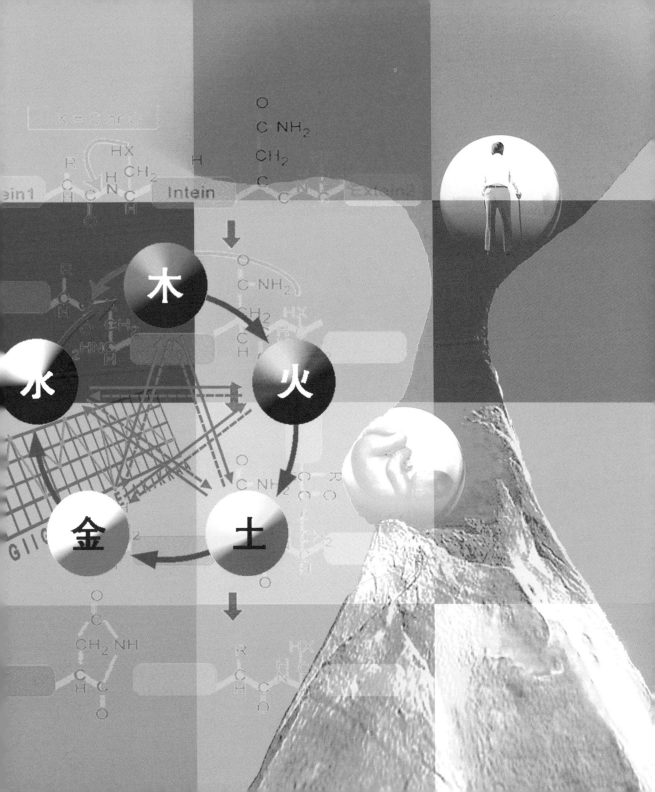

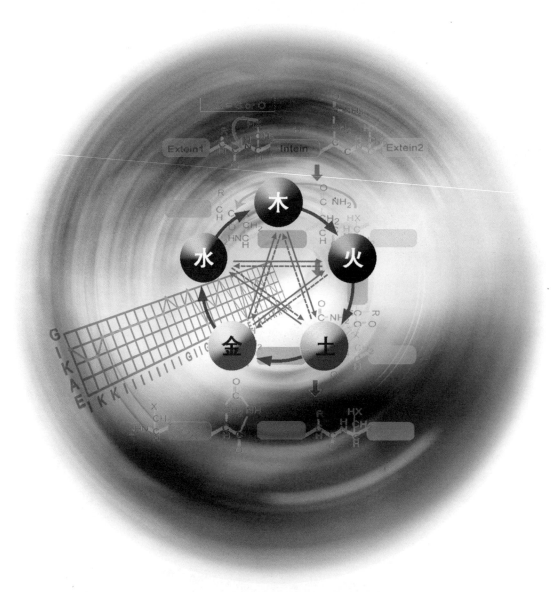

Five Phases Theory and a Five
Letter Model of Protein Amino Acid Sequence

五行学说与蛋白质氨基酸序列的5-字母模型

之前，我们曾有一篇关于"五行学说的非线性动力学原理"的讨论。有趣的是，五元素及其相互作用不仅是非线性动力学系统中常见的模型，而且在与生命息息相关的蛋白质分子的运动中也是一个很重要的模型。

随着分子生物学及其技术的不断进步，生命科学家认识到，全部生命活动的信息原本都是基于4（碱基）和20（氨基酸）种字符串编码在像DNA、蛋白质这些生物大分子的结构序列之中的。由此，一门对我们来说是充满诱惑和好奇的新兴学科，采用各种数学方法和计算机技术专门分析比对（alignment，生物信息学更倾向于使用比对代替比较）DNA、蛋白质分子结构序列的生物信息学就应运而生了。关于核酸、蛋白质分子结构序列的分析比对及其分析比对方法的研究，构成了生物信息学最基本的研究内容。

目前，科学家们已经建立了许多用于DNA、蛋白质序列分析比对的模型或算法，如Smith-Waterman算法、FASTA和BLAST、基于不变量的方法以及图形表示等。近20年来，针对DNA和蛋白质序列的图形表示作为一种具有形象可视化的方法相继被提出并受到关注。用图形表示DNA和蛋白质序列有许多独特的优点，如直观、可以方便地转化构造矩阵（如ED，D/D，M/L，L/L及其高阶矩阵），进而从矩阵中提取不变量（如应用最广的最大特征值和ALE-指标等）。由此，科学家们已经建立了DNA的2-D图形、3-D图形以及RNA的2-D图形和R-Y、M-K和W-S特征曲线。

用以上列举的图形方法表示DNA和蛋白质分子的序列，其图形构造种类是非常庞大的。基于DNA序列的四种碱基排列方式的随机性与图形的对称性，要完全描述一条DNA序列本质上需要至多构造4! /2=12 种不同的图形，而蛋白质序列就比此复杂得多，需要20! /2 种，这给蛋白质分子序列的图形表示带来了许多困难。为了解决这一难题，基于代数的同态思想，科学家们给出了DNA、蛋白质分子结构序列的一些"简约化"或"粗粒化"描述方法，其中有一种方法就是基于氨基酸的5-字母模型的蛋白质序列的图形表示。

氨基酸的5-字母模型是上世纪90年代末由Riddle提出的。Riddle利用组合化学的策略，发现自然界中的氨基酸存在一个包括5种氨基酸（异亮氨酸、丙氨酸、甘氨酸、谷氨酸和赖氨酸）的子集，由这5种氨基酸可以构造出由β链折叠组成的蛋白质分子（33，34）。基于这样的模型，组成蛋白质分子的20 种氨基酸可以被分成如下5类。

{C, M, F, I, L, V, W, Y}

{A, T, H}

{G, P}

{D, E}

{S, N, Q, R, K}

分别取每类中的一种氨基酸，如I，A，G，E，K，就能够将一条蛋白质序列简约化为一条5-字母序列。研究证明，这样的一个高度简约化的模型具有明确的生物学意义，通过5-字母序列之间的比较，很容易理解蛋白质分子中不同类氨基酸残基的生物学功能。

从给定的5-字母序列可以划出蛋白质序列的2-D图形，进而构造出它的矩阵，并计算出特定蛋白质的序列不变量ALE-指标（ALE-指标是某矩阵最大特征值的一个近似，An Approximation of the Leading Eigenvalue，ALE）。这样，对于蛋白质序列的5-字母模型，共有5!/2=60种指派方式，也就是说，可以有60种在本质上不同的图形来表示同一条5-字母序列，从而一个蛋白质的原始序列就可以用一个60元向量加以刻画，该60元向量分别是每条曲线对应的L/L矩阵的正规化ALE-指标。

众所周知，蛋白质的氨基酸序列对应于DNA中基因的碱基序列，是DNA分子中基因的碱基序列表达的结果，是蛋白质分子二、三级结构的基础，而蛋白质的活性及功能则取决于它的二、三级结构。这种连锁对应关系提示，在DNA基因碱基序列以及蛋白质分子的二、三级结构中可能也存在同样的机制，5-字母模型在分子水平的生命运动中可能是一个具有某种普适意义的模型。

由此，让我们联想到传统中医药学经典的五行学说，按照这一学说，自然运气的变化、人体脏腑整体意义上的气化运动变化（生理学的和病理学的）及其相互作用（五运六气），都存在五行生克乘侮的运行机制。这与当代生物信息学研究在分子水平发现的5-字母模型呈现出了极大的相似性。

在这里，当试图将传统中医药学的五行学说和现代生物信息学关于蛋白质氨基酸序列的5-字母模型放在一起加以比较的时候，我们立刻发现，"5-元"似乎原本是天体运行变化的一个"密码子"，在生命从天体运行中起源和进化的进程中，这种"密码子"被映射于生命分子内并最终全息性地表达在生命的整体运动之中，从而成为一个天体、人体（从分子水平到整体水平）以及天体-人体相互作用的通用性"密码子"（我们可以将这一问题概括为"5-元密码子"理论），并且与中医药学经典的五行学说"不期而遇"。

从生命科学中的"5-元密码子理论"到中医药学经典的五行学说，我们可以为中医药学经典的五行学说做出一个现代科学意义上的注解，而反过来，当我们从中医药学经典的五行学说到生命科学中的"5-元密码子理论"，我们也发现，中医药学经典的五行学说能够为"5-元密码子理论"提供许多新的且重要的研究内容。例如，从中医药学经典的五行学说出发，存在于天体运行、人体分子水平和整体水平的生命运动及其天体–人体间的相互作用之中的5-元密码子也应该具有类"五行生克乘侮"的非线性动力学的相互作用，而这正是现代生命科学的研究尚不知晓或尚未涉及到的。另外一个有重要意义的问题是，基于中医药学经典的五行学说，可能会引导我们找到调控生命活动中"5-元密码子"非线性动力学相互作用的方法。而所有这些，不仅可以使生命科学发现全新的认识生命的方法和技术及其生命运动规律，而且能够为临床医学提供全新的关于疾病的诊断和治疗方法。

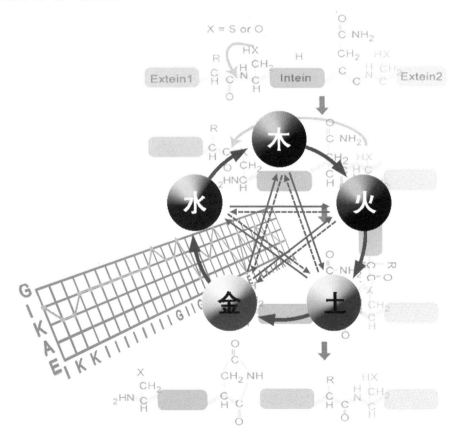

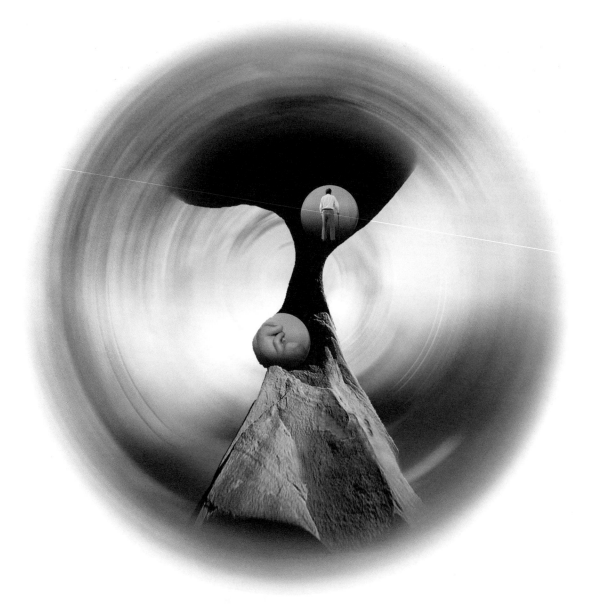

Astronomical Body-Human Correspondence:
"On-Off" Mechanism of Aging in Period Network
of Light-Melatonin Biosignal Transduction

天-人相应：光-Meltonin（Mel）生物信号
转导周期网络中生命衰老的"On-Off"机制

生命为什么要衰老？衰老的动因和机制究竟在哪里？人类能找到延缓衰老的有效方法吗？从古至今，这些问题一直是生命科学所关注和研究的问题。

始于一颗受精卵的形成及其在子宫中的壮丽发育，尔后，从出生时的第一声啼哭起，一个个体的生命便真正开始了。遵循自然选择在进化中对生命的设计，沿着遗传基因在发育过程中画就的生物学轨迹：生命从出生到孩提，从孩提到青春，又从青春至衰老，我们每一个人都毫不例外地会经历这一生命随时间匆匆行走的深刻生物学变化。这一变化在人的思想中时常产生出至为矛盾的情感：不可抗拒、无奈、恐惧、悲哀，还有留住青春的梦想以及由此产生的探索衰老究竟的科学愿望。

关于生命衰老的动因和机制，现代生物医学已经提出了多种学说，但至今还没有一个统一的理论，而为了能找到延缓衰老的有效方法，我们必须要建立起这样一个理论。令人感兴趣的是，这一理论可以从中医药学的有关学说与现代生物医学的有关理论的相互融合中产生出来。对此，我们已经提出了一个关于生命衰老的"光-Meltonin（Mel）生物信号转导周期网络"理论，这一理论可以很好地解释先前已有的许多关于生命衰老的学说，并且将他们有机地统一起来。

按照这一理论，在体内存在着一个"光-Mel生物信号转导周期网络（Period Network of Light-Mel Biosignal Transduction, PNLMBT）"，该网络的形成是生命在长期进化过程中与自己生存地球的运行自相似、自组织和自适应的结果，并通过生命个体的遗传机制加以稳定。该网络的生物热力学和生物动力学运行状态由光-Mel生物转导信号启动和调控，并且与地球的运行（自转和绕日公转）在非线性的相互作用中浑然一体，寿命密码和生命衰老的"On-Off"机制就存在于这一网络的运行及其与地球运行的相互作用之中。该网络具有物质信号、太阳光信号和社会人文信号三个信号入口，这些信号都会影响网络的运行及其与地球运行的非线性相互作用状态，因此，通过影响生命衰老的"On-Off"机制而改变人的寿命密码。

我们的研究证明，依据这一全新理论，利用中医药学相关技术，在不远的将来，人类将有可能找到延缓人的生命衰老，从而使人颐享天年青春的有效方法。

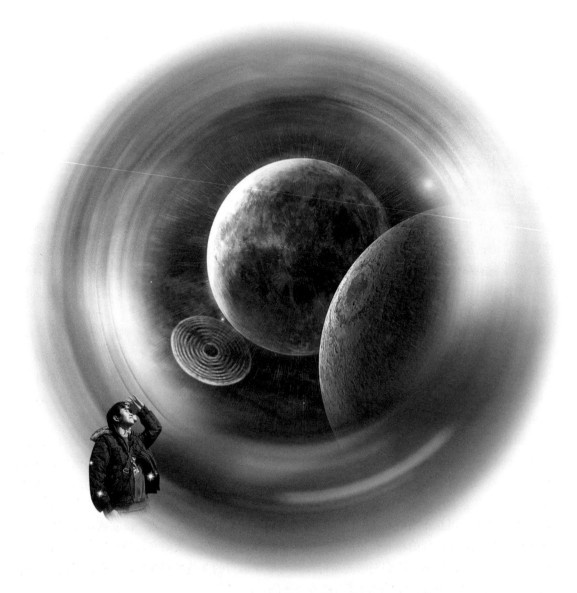

Astrobiology: Nonlinear Kinetics Imaging
of Correspondence of Man and Universe Signal

天体生物学："天人相应"信号的非线性动力学成像

人在天体中起源和进化，已经历了大约750万年的历史。在这漫长的历史中，依靠"自组织、自相似和自适应"的自然选择机制，人体的生命运动和天体运动建立起了特定的相互作用，构成了宇宙空间万物在天体运动的时间中相互作用和自然循环的一个部分和环节，生命运动及其变化在这相互作用中得以生动地体现出来。

中医学早在几千年前就注意到了这种天–人之间的相互作用，并把天文学和医学完美地结合起来，用独特的思维方式和方法观察研究这种相互作用，建立了著名的"天人相应"理论及其相应的临床实践方法和技术。

《素问·六微旨大论》这样论述天体以及天人相应的运动：

天气下降，气流于地，地气上升，升腾于天，故高下相召，升降相因，而作变矣。

上下之位，气交之中，人之居也……气交之分，人气从之，万物由之。

这是一幅多么简洁、生动并且能让人产生无穷想象的天人相应的图像？！

中医学的"天人相应"理论，既赋予了人们对天人相互作用的丰富想象，也为我们今天将这一理论置于现代科学基础之上的研究提供了天体生物学的新的研究方向，具有远远超出医学研究范围的科学意义，是一个非常了不起的成就。要说中国人对世界的贡献，这应该算是一个，就像牛顿的万有引力定律和爱因斯坦的相对论那样。

我们已经进行的研究表明，人体的光–Melatonin生物转导信号是一个基本的和最具重要性的天–人相互作用的信号，基于这一信号及其在体内的生物转导，会在生命体内形成一个光–Melatonin生物信号转导周期网络，这一网络周期与天体周期之间的非线性动力学"谐运行"是天人相互作用的一个基本的和最重要的机制，而其"失谐运行"也是许多疾病，特别是许多慢性身心性疾病发生的重要机制。

我们的研究还初步表明，光–Melatonin生物信号转导周期网络机制是生命衰老的基本动因。利用这一机制，能够将迄今为止的所有关于生命衰老的理论统一起来，形成一个关于生命衰老动因的全新的统一理论，其中蕴涵着的重大生命科学意义不言而喻！

在此基础上，我们尝试利用生物信号非线性成像技术对光–Melatonin生物转导信号进行处理，以研究该信号的非线性动力学历程。

在研究过程中，我们意外发现，利用这一技术，我们不仅能够得到光-Melatonin生物信号转导周期的非线性动力学运行图像，而且这一图像像素的运行速度、张力和密度等呈现24h昼夜周期变化特征，这些变化特征与中医学有关"天人相应"理论的描述表现出高度的吻合。

根据中医学的"天人相应"理论，天运阴阳具有24h的昼夜周期动态变化，而其间人的气血亦有"盛、隆、衰"的相应改变。

平旦至日中，天之阳，阳中之阳也；

日中至黄昏，天之阳，阳中之阴也；

合夜至鸡鸣，天之阴，阴中之阴也；

鸡鸣至平旦，天之阴，阴中之阳也。故人亦应之。

——《素问·金匮真言论》

人体阴阳应天运阴阳的动态变化不仅表现在正常的条件下，而且也表现在疾病的变化中，正邪相争之势同样应天运阴阳的动态变化而变化。

朝则人气始生，病气衰，故旦慧；日中人气长，长则胜邪，故安；

夕则人气始衰，邪气始生，故加；夜半人气入脏，邪气独具于身，故甚也。

——《灵枢·顺气一日分为四时》

这是中医学对天人相应理论的一个非常简洁的纲要性表述。我们的研究结果表明，光-Melatonin生物转导信号的非线性动力学图像完美而生动地再现了中医学描述的这一"天人相应"过程。

这是我们第一次看到的关于天人相应（天人相互作用）的非线性动力学图像。这一图像生动、有趣同时又令人对自身在天体运动中的位置及其运动产生无穷的想象，揭示出许多非常有意义和值得深入研究的方向：

①正像中医学的"天人相应"理论所描述的那样，我们的生命运动与天体运动时时都处于动态相互作用的过程中，且这种相互作用是非线性的。

②同一时间的不同个体或者同一个体在不同的时间中，这种相互作用具有不同的非线性动力学历程和状态。

③光-Melatonin生物转导信号是一个基本的天人相互作用（天人相应）信号，利用该信号的非线性成像技术，可以使我们再现并观看到天人相互作用（天人相应）的非线性动力学图像，这为人们研究并且在临床运用"天人相应"理论提供了一个新的方法及其实现途径。

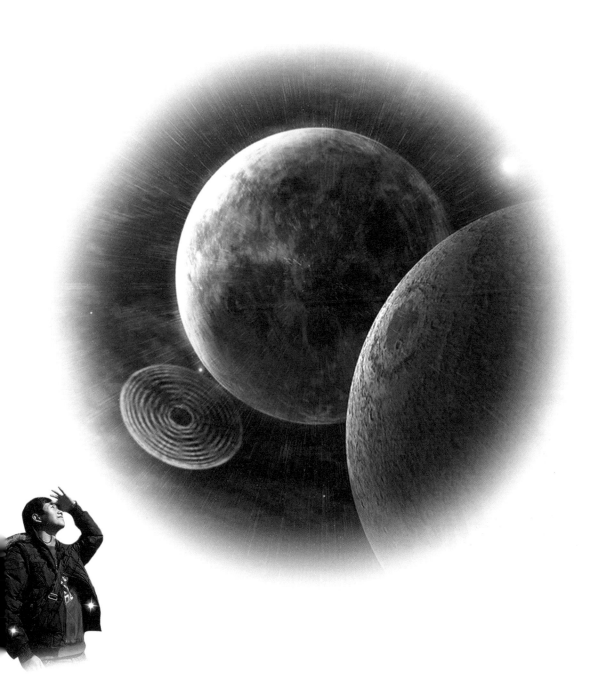

四诊

Four Diagnostic Methods

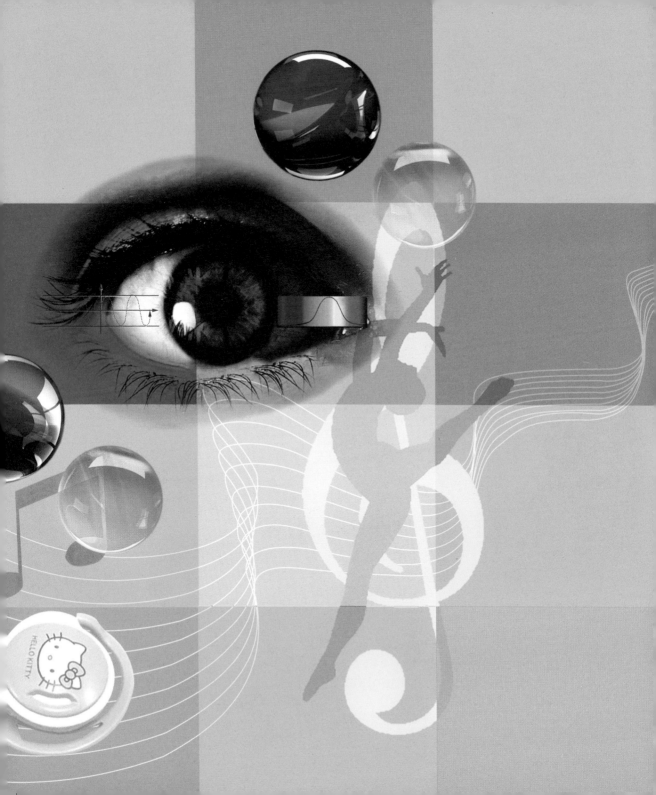

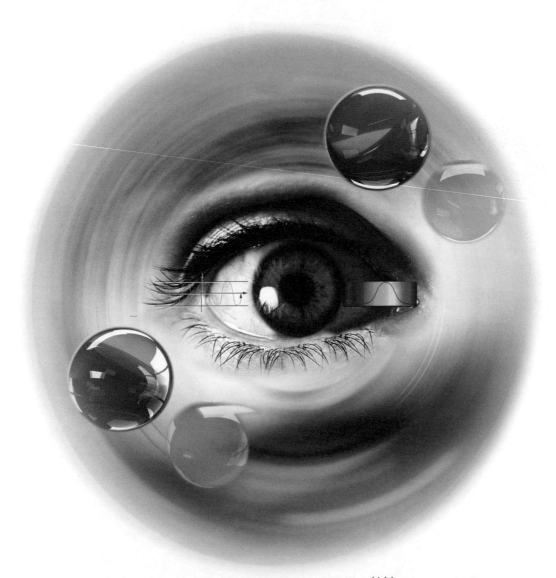

From the Methods of Look over SHEN （神） Through Eye
to Psychological Identification Technology Through Gaze

从中医学的从目望神法到目光心理识别技术

在中医学理论中，目又称为"精明"，之所以将目称为"精明"，是因为目是集注了五脏六腑之精气的器官。正如《灵枢·大惑论》所说："五脏六腑之精气，皆上注于目而为之精，精之窠为眼，骨之精为瞳子，筋之精为黑眼，血之精为络，其窠气之精为白眼，肌肉之精为约束，裹撷筋骨血气之精而与脉并为系，上属于脑，后出于项中。"目因为得到体内五脏六腑之精气的濡养而能吸纳外光以明外视物，也因有五脏六腑之精气集注而发射内光以令人可明内望神。

明外视物是我们的大脑之所以产生五神（神、魂、魄、意、志）、五志（意、志、思、虑、智）以及七情（喜、怒、忧、思、悲、恐、惊）变化的最重要和最多的信息来源。而同时，眼睛从内发出的目光也是辨别人五神、五志和七情变化的一个重要"窗口"。从目望神不仅一直是中医药学在临床判断机体神态所应用的一个常用方法，也是中国传统文化结构中一个很重要的元素，"眼睛是心灵的窗口"这句话是每一个中国人都能顺口说出来的。

中医药学关于目为"精明"的理论及其从目望神的方法对于今天生物医学的研究是非常富有启发意义的，因为它超越了现代生物医学对于眼睛的研究只注意视觉（明外视物）研究的偏向（在这一方面，过去很长时间以来，科学家们对眼睛视觉的研究及其应用已经取得了巨大的成就），从而引导我们对眼睛的研究兴趣和注意力从纯粹的视觉功能研究和解析转到另外一个全新的方向：目光心理识别技术。

目光心理识别技术最基本的假定是：视觉细胞不仅仅是一个光感受器和光传感器，它能够通过一系列的光生物化学反应将外光转换为视神经的神经电位，从而在大脑中形成视觉图像，而且也是一个光发射器，它可以通过类似的光生物化学反应机制将神经电位转换为生物光。这些生物光携载有人心理发生各种变化的信息，当这些信息被另外一个眼睛所感受时，就能够在大脑中形成心理识别图像。目光心理识别技术的研究包括了以下几个环节：目光本质及其波长范围的确定，目光光谱测定和目光心理模拟成像方法。

关于生物发光的研究一直是光生物学中十分活跃和诱人的领域。在过去的年代中，科学家们已经对萤火虫、海萤、腔肠动物、细菌，包含有过氧化物系统的生物甚至人体表的生物发光现象进行了广泛的研究，与此同时，对生物发光的起源及其生物学功能也有了比较多的了解，并且基于生物发光的研究已经在军事生化检测以及仿生光源等许多方面得到了广泛应用。但迄今为止，我们仍然没有看到有关目光研究的报道，我们期望，从中医药学从目望神的理论和方法出发，科学家们能开辟关于目光研究的新领域，而目光心理识别技术的研究对于人类一直期望更多地了解自己的努力可能有着很大的应用价值。

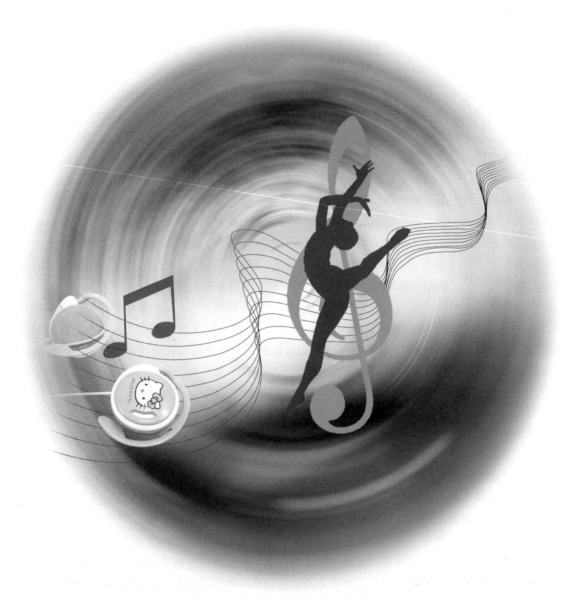

The Research from Diagnose through
Auscultation-Olfaction in Chinese Medicine
to the Sound Biology Diagnostic Techniques

从中医闻诊到声生物学及其诊断技术研究

中医学早在几千年以前就提出并且一直在临证中应用了基于生命活动所产生声音的闻诊理论和方法（传统中医学的闻诊也包括了嗅气味的内容，但这里我们只围绕闻声音进行探讨）。虽然源于西方的医学也有关于听诊的理论和方法，但其大概只限于心音、呼吸音和肠鸣音之类，远不像中医学闻诊所涉及的那样。直至现代，生物医学对生命活动与声音的相互关系以及基于生命之声的诊断技术的研究仍然是一个几无涉及的领域。仔细想来，这的确是一件既令人惊讶又非常有趣的事情。这里，我们要提出的就是寓于这种惊讶和有趣之中的那些值得研究探讨的科学问题。

闻诊是中医学临证常用的一种诊断方法，其所依据的理论大致包括了"五气所病"和"五脏相音"两个方面。

《素问·宣明五气》说，"五气所病，心为噫，肺为咳，肝为语，脾为吞，肾为欠、为嚏，胃为气逆、为哕"。

所以，中医临床常通过闻噫、咳、语、吞、欠、嚏、逆哕等声音而辨五脏之气失调之证。很多老中医的临证经验表明，如能巧妙运用这一理论调适五脏之气，用以治疗所病应声的证候，往往能收到良好的疗效。

"五脏相音"的理论同样源自《内经》。

《素问·五脏生成》说，"五脏相音，可以意识"。

《类经》对此注解说，"相，形相也，音，五音也，相音，如阴阳二十五人篇所谓木形之人比于上角之类，又如肝音角，心音徵，脾音宫，肺音商，肾音羽，若以胜负相参，臧否自见，五而五之，二十五变，凡耳聪心敏者，皆可意会而识也"。

对于中医学闻诊理论和方法的研究，有两个非常重要的途径，一是按照中医学的思维模式和方法对其进行系统的整理和诠释，另一个就是看到并挖掘其中所隐含的某些新的研究内容和方向，这就是我们将重点讨论的声生物学及其诊断技术。

声生物学及其诊断技术虽然是基于传统中医学而提出的，但它的研究和发展却必须要以声物理学和声心理物理学为基础。

在过去的发展中，声物理学和声心理物理学的研究已经取得了巨大的进步。这些进步使我们能够更精确地对声振动和声波进行测量，了解声振动和声波传播的运动规律及其心理物理学特性，并利用各种方法和工具对声信号分别在时域和频域进行解析。例如，基于傅立叶变换分析声音的基频以及纯音成分构成，或者将某个特定的声音信号 $f(t)$ 分解到以 $\{ej\omega t\}$ 为正交基的空间等。再例如，基于Matlab对声波进行的sptool、fdatool、wavelet、simulink的分析处理，这些方法为声波识别提供了强有力的数学方法和工具，从而使我们能够从声信号中提取出更丰富的反映声振动运动和声波传播的动力学信息，使声信号更具有预测和诊断能力。

声物理学的研究还将声音分为乐音和噪音，基于乐音带给人的心理感受以及声音的心理物理学研究，音乐家们创造了音乐以及记录和表达乐曲的方法。在许多的音阶体系中，五音是一种独特的音阶和记谱方法，利用五音音阶能够创作出独具特色的音乐。

基于声物理学及其与中医学闻诊理论和方法相互比较，我们能够提出以下几方面的关于声生物学的研究问题，并得出某些重要的推论。

①无论机体的生理活动还是病理活动，都会产生相应的声音，这些生命之声携载着相关生命活动状态的丰富信息，是一种用于辨识生命活动状态和体质以及早期诊断疾病的重要信号。近代已有的一些研究表明，生物细胞具有振幅在纳米水平的声振动频率（1 000 Hz/s）的微小振动。也有学者观察到，酵母细胞的振动频率大约相当于中音C的频率，且受温度的影响。对生命活动的微小声振动进行检测分析并阐明其中的生理学和病理学意义是未来声生物学研究的一个极有意义的研究内容。

②从物质和生命演化的时序看，声音作为物质固有或受激下的一种机械振动是先于生命存在于时空之中的，因而，生命的演化和进化过程不仅基于"自然选择"规律赋予了不同生命以不同的感受声音的结构和功能，而且还基于"自相似、自组织、自适应"规律将物质的声音特性映射于生命物质及其运动之中，这就是生命所以能够感受声音以及生命运动具有声音变化的起源。这同样是声生物学需要加以阐明的问题。

③由此并按照中医学的"五脏相音"理论，我们可以给出一个大胆的推论：人体不同结构水平的生命活动不仅具有声振动的运动，而且能够以机体组织为媒质进行传播和相互作用，从而呈现五音组合（五而五之，二十五变）旋律，这种旋律随着生命活动状态的变化而改变。五音音阶乐律能够显著影响生命活动的大量研究反证出这一旋律的存在。对此进行完整的，也就是能够满足"五而五之，二十五变"要求的五音检测、分析和记谱，将是声生物学的一个非常具有吸引力的研究领域。可以预见，该领域的研究将使人类写出不仅仅是文学意义上的而且是生物学意义上的，不仅仅在感性意义上是美妙的而且在理性意义上同样是美妙的"生命之歌"。

在中医学看来，五音、五脏和五行是相配的，以前的一项研究表明，五行相互作用的非线性动力学运行轨迹是一幅极具艺术美感的图画，可见其间的联系并非纯粹的臆想和偶然。

④可以利用声物理学和声信号的数学分析处理方法对中医学所闻之声进行检测和分析，这将推动基于中医闻诊方法的声生物学诊断方法及其全新的声生物学诊断仪器的研究和开发，同时也有助于从声生物学的意义上重新理解并定义相关的中医学闻诊理论。例如，按照声物理学，声波的频率、振幅和能量是由声源决定的，其能量可以通过 $I = 1/2 \rho \omega 2A2c$ 计算。进一步，通过傅立叶分析将其分解展开为正交函数线性组合的无穷级数或进行傅立叶变换研究它在频域的能量特性，并且，在传播媒质条件确定的情形下，声波的这些特性能够反映声源体声振动的能量变化规律和状态。因此，可以通过对特定声源体声波的测量和分析，确定并给出声源体声振动的能量变化规律及状态。此前我们的研究已经建立了气与能量的联系，给出了阴阳变化的正、余弦振荡性质，以此出发，正像中医学闻其声而知其证一样，可以令我们给出"五气所病"之声对应的"五气所病"之体的具体能量形式、变化规律及状态。显然，这无论对于传统的中医理论，还是对于在传统中医理论基础上试图建立能量医学体系的努力都无疑是非常有意义的。

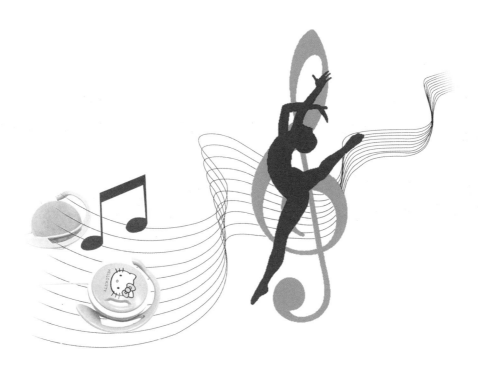

六淫

The Six Nature Factors
Which Cause Diseases

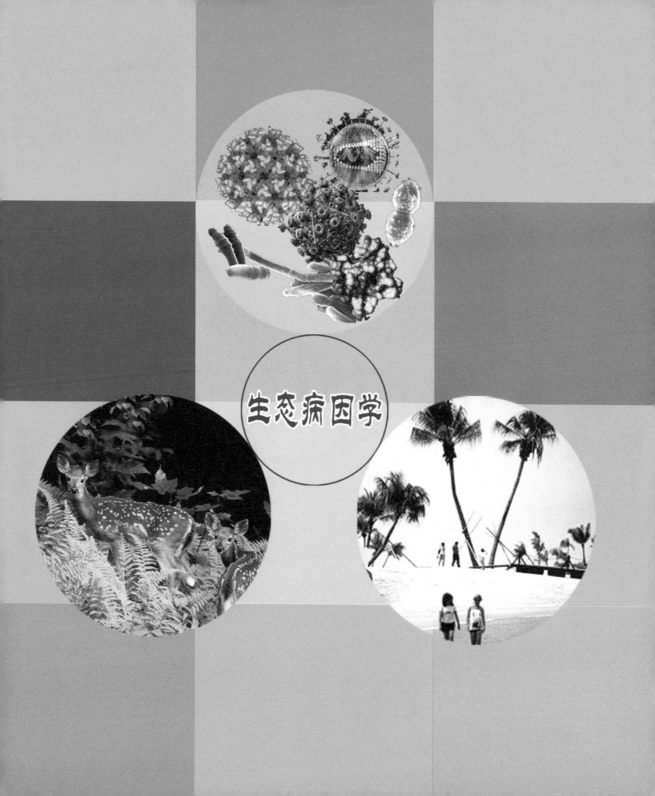

生态病因学

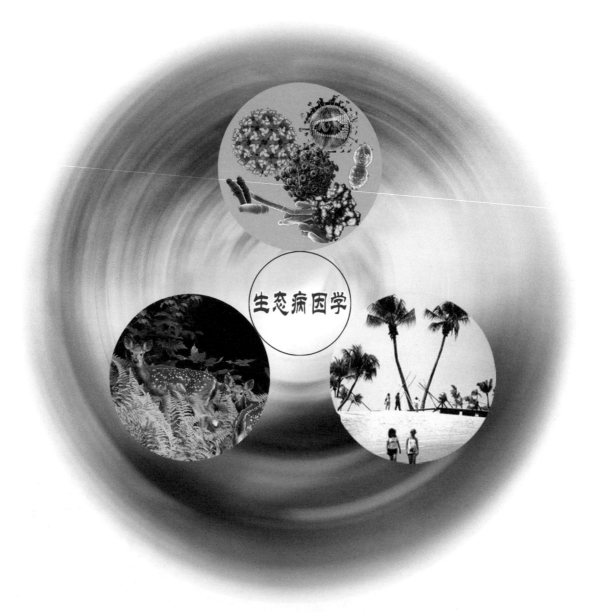

生态病因学

From Theory of the Six Nature Factors
Which Cause Diseases to Ecological Etiology

从"六淫致病论"到生态病因学

关于传染性疾病，中医学认为是六气所化六淫所致，西医学则认为是细菌或病毒引起的。

按照中医学的"六淫致病论"，"六淫"乃"六气"所化，"六气至而为至，未至而至，至而太过"和"至而反"则为"六淫"，"邪气所凑，其气必虚"。

所以，在中医学看来，六淫邪气致病，并非六淫独伤机体所致，而是由自然的六气至化、六淫邪气和机体正气三者之间的相互作用状态决定的。由此，中医学创立了关于外感性疾病或瘟疫预防和治疗的独特的辨证论治理论及方法。

在西医学，自从发现细菌和病毒以来，以细菌和病毒作为传染性疾病病因的研究不断地获得快速发展。人们对细菌和病毒致病性的认识从他们的整体结构到分子水平日益深化。科学家们不断地发现了许多存在于细菌或病毒内部或表面的抗原分子，也不断地发现了存在于宿主细胞内部、表面或由其分泌的相关抗体及其他活性分子，并描述了存在于这些细胞和分子之间的非线性相互作用。与此同时，疫苗、抗生素和抗病毒药物不断地被研制出来，成为人类预防和治疗传染性疾病的有效手段。

但是，在战胜各种传染性疾病的过程中，我们也遇到了巨大的挑战，抗生素的使用使耐药菌株快速生长；病毒基因与宿主细胞基因的整合使得我们至今仍找不到有效的抗病毒药物；病毒基因在抗病毒药物作用下的快速变异使变异病毒更难对付；生态环境的破坏导致了大量新生细菌和病毒大规模突破脆弱的物种屏障等。为此，我们需要对仅把细菌和病毒作为传染性疾病的病因和只针对细菌和病毒采取攻击措施的治疗方法做出重新思考。

结合中医学的"六淫致病论"，根据细菌和病毒的生物学习性，我们认为，细菌和病毒作为自然界的一个生物种群，与自然和人体架构着一个从整体生态到分子生态的生态系统，其对人体的致病性，并不仅仅取决于细菌或病毒本身，而是由这一生态系统的相互作用状态决定的。基于这种相互作用来认识细菌和病毒的致病性，就是我们从中医学的"六淫致病论"出发提出的生态病因学。

我们期望在这一病因学思想基础上建立起系统的生态病因学理论，并且希望这一思想和理论能为人类寻找新的传染性疾病预防和治疗方法开辟非同以往的道路，为设计下一代抗菌和抗病毒药物提供新的设计策略。

辨证论治

To Identify ZHENG (证)
and Then to Determine Treatment

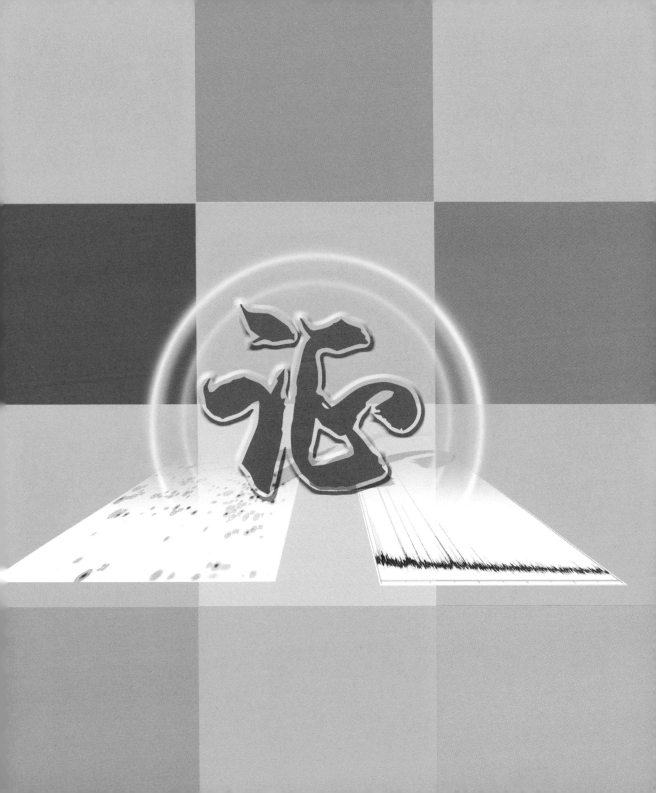

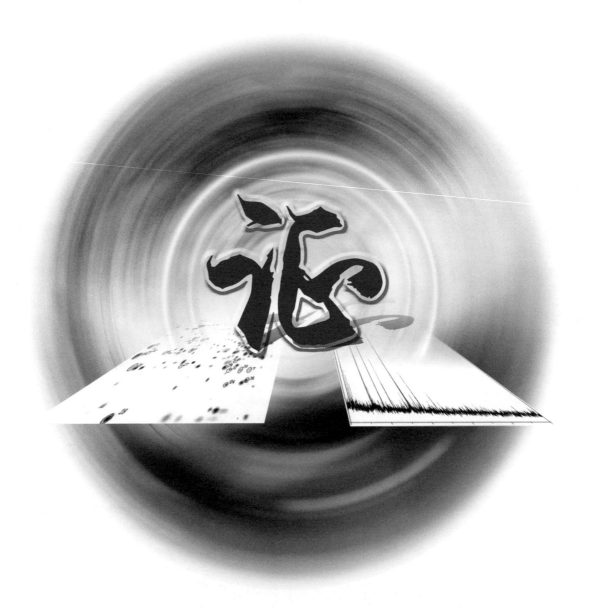

To Search the Molecular Marker of
ZHENG (证) in Genomes/Proteome

在基因组/蛋白质组中寻找"证"的分子标记

众所周知，西医学的临床诊断是以"病"为基础的，而中医学的临床诊断则是以"证"为基础的，所以，我们需要在"病""证"之间进行"对话"，以便能找到"病""证"之间的异同，并在其间建立理论和技术联系，这无论对于传统中医学还是对于西医学诊断技术的进步都是必要的和有意义的。

大量的临床观察表明，在西医学临床诊断无病的条件下，依靠中医学的辨证诊断方法即可觉察出"证"，而在西医学临床诊断为有病的时候，依靠中医学的辨证诊断方法能够分辨出不同"证型"的存在，这种情形为我们去寻找"病""证"之间的异同和联系提供了一条认识路径。

长期以来，西医学所诊断的"病"是以形态学变化为最终依据的，而实际上，根据大量的研究结果，作为疾病的发生和转归，在机体内存在着一个由分子水平到细胞组织器官，由代谢改变到形态改变的变化过程，即便是同一个病，在分子水平也存在有不同的分子病理学机制，特别是功能蛋白质分子多态性改变的病理学机制。例如，同是2型糖尿病，其红细胞膜蛋白质组（flotil-lin-1膜蛋白、syntaxin IC、精氨酸酶蛋白等）却有不同的表达异常，而在高脂血证患者，其载脂蛋白及其受体蛋白质组同样存在复杂的多态性改变。这种新的分子病理学观随着基因组和蛋白质组学的发展而日益受到病理学家的重视。

由此我们提出的问题是，在疾病的发生和转归过程中，中医学的"证"变化是先于西医学的"病"而出现的，是一个比"病"更为早期的"未病"诊断，而在"已病"条件下的不同"证型"则是在相同细胞组织形态变化之下的不同的分子病理学改变，而无论是比"病"更为早期的"未病"诊断，还是"已病"条件下的"证型"辨证都可以在基因组/蛋白质组分子上找到它们的标记，并期望关于"证"和"病"的诊断理论和方法及其相应的治疗技术能够在基因组/蛋白质组分子的水平上统一起来，值得深入研究。

中药学

Science of Chinese Materia Medica

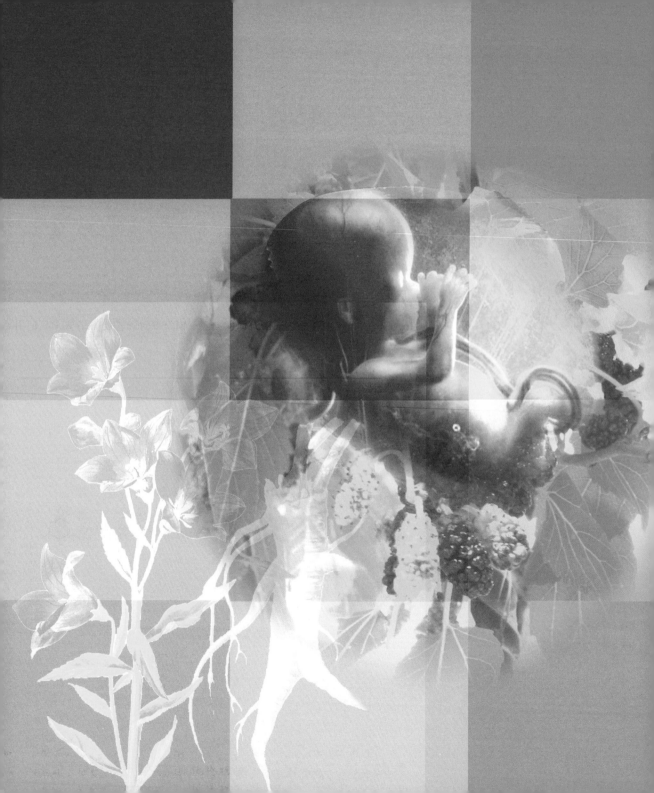

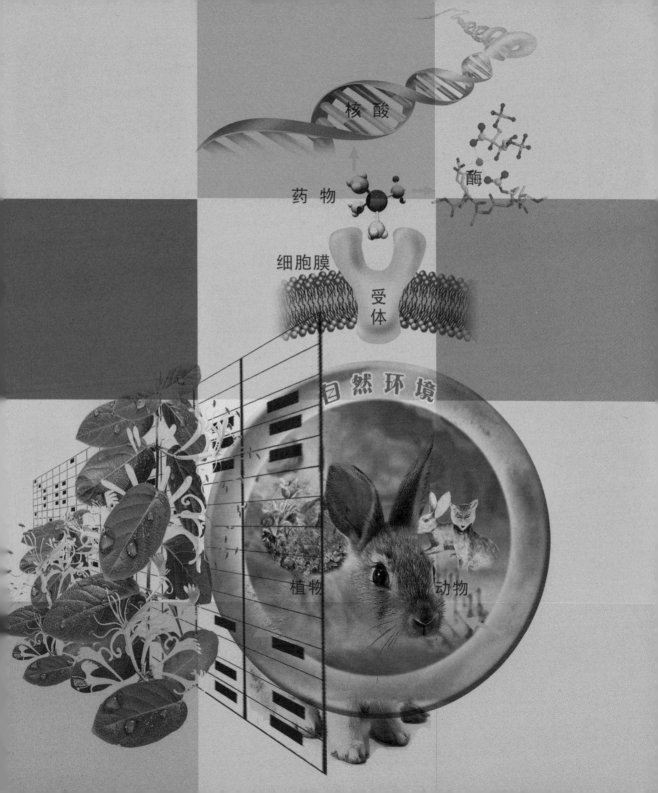

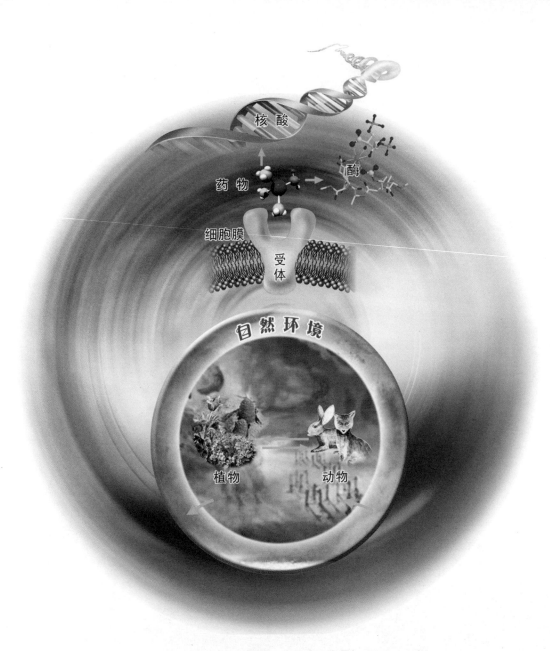

核酸

药物　　　　　酶

细胞膜　　　　受体

自然环境

植物　　　动物

Biological Way and Ecological Pharmacology
of Interaction in Chinese Herbs and the Engine Body

中药与机体相互作用的生物学方式和生态药理学

自从人类发现药物以来，有关药物与机体的相互作用及其治疗疾病的作用机制就一直是药物学家所关注的研究话题，也正是基于这一方面的研究，使药理学得以诞生并且不断地得到发展。从普通药理学到分子药理学和量子药理学，便是这一发展的重要标志。

药理学的发展使药物学家认识到，药物分子与机体的相互作用及其治疗疾病的作用机制最终是化学方式的。遵从普适的物理化学规律，药物分子与机体内某些关键代谢环节上的关键生物活性分子（受体、酶、基因等）相互作用，并由此对这些生物活性分子产生激活/抑制效应，这是药物发挥药理作用的基础和根源。在药物科学的发展历史上，药物学家们不仅基于这种药理作用的化学方式认识药物分子本身（药物化学），而且也基于同样的方式不断地在机体内发现药物分子作用的新靶点，还基于药物分子与靶分子相互作用的构–效关系设计具有新结构和新活性的药物（定量药物设计）。

20世纪以来，沿着现代药物科学的研究路径，利用同样的方式和方法，药物学家对中药也进行了大规模的研究。他们从中药中发现了许多生物活性成分，并且以这些成分为母体合成制得了许多它们的活性衍生物，从而为新结构和新活性药物的定量设计提供了许多新的先导化合物。这一方面的研究不仅使传统中药学的现代药物科学价值和意义得到充分的验证和体现，也极大地推动了现代药物科学的发展。

但是，在这一研究进程中，人们也注意到，中药（包括从中药中提取得到的生物活性成分）的药理作用有很多与化学药物不同的特点。例如，中药常常很少像化学药物那样对生物靶点产生激活或抑制这样选择性很强的单一性药理作用，而更多的是取决于机体的功能状态，通过修饰/调节而产生多方面的药理活性。中药的这一作用特点说明中药与机体的相互作用方式可能与以往人们了解的化学药物与机体相互作用的化学方式存在很大的差异。这促使我们突破尊崇以往的思维定势，重新去认识中药与机体的相互作用方式。

那么，我们究竟该怎样解释中药和化学药物药理作用方式的差异呢？

众所周知，在生物进化过程中，由于生物种群之间的生态学需要（不同生物种群有不同的生态需要，如蜜蜂和花就是不同植物和动物种群间相互需要的一个典型的生态模型），通过分子进化和系统发育，使得不同的植物种群和不同的动物种群在地球上呈现出特定的生态分布，构成一个树样结构的大生态系统（生命进化树）。因为中药大多数都是植物或植物体内的活性代谢产物，所以，我们有充分的理由从生态学的角度去理解中药与机体的相互作用及其和化学药物之间的差异。

总括生态科学的研究，在生命进化树上，我们可以将植物种群和动物种群之间的生态学作用分为3种模式。

①能量偶联模式。在太阳光的作用下，植物通过光合作用吸收二氧化碳合成并释放氧气，而动物则吸收氧气通过氧化－还原作用释放二氧化碳。植物体的光合作用和动物体的氧化－还原作用构成了一个生态能量偶联系统，用以维持自然界能量的动态平衡。

②营养需要模式。某些特定的植物种群为动物种群合成营养物质，满足相应动物种群生命的食物营养需要。

③药理作用模式。某些特定的植物种群（中药）在分子进化和系统发育过程中与特定的动物种群（人或其他动物）形成的特定的亲缘关系，用以满足动物种群在特定情形下（如疾病）的特殊需要（在民间有这样一个传说，在毒蛇聚群的地方，常常会生长有一种植物，这种植物有很好的疗蛇咬伤的作用，这可能是这种需要的一个特殊例子）。实际上，这种植物种群和动物种群之间的生态学作用模式与营养需要模式有着很大的相似性，中医药学用"药食同源"简约地描述了这种相似性。

在这样的基础上，我们就有可能提出并建立关于中药与机体相互作用的生物学方式和生态药理学的假说。这无疑是一个会有很多争议，但又对传统药理学充满挑战的领域。不过，在面对争议和挑战的时候，有关生物的分子进化和系统发育的科学能给我们提供许多方法，让我们得以比较中药植物种群和动物（当然包括人类）种群的进化关系，研究中药植物种群和动物种群两个生物群体间DNA的进化演变及其信息交流程度，并对他们之间的系统发育进行推断。

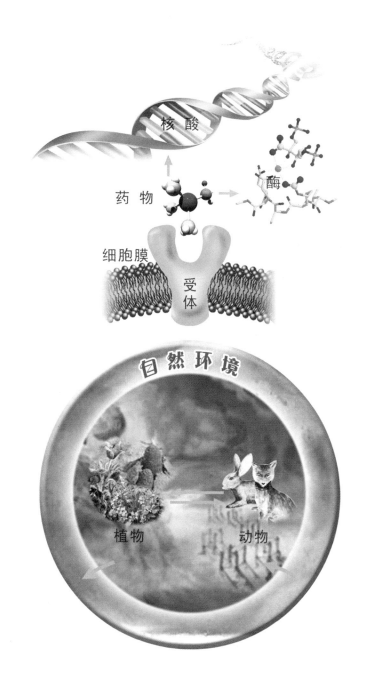

核酸

药物　　　　　酶

细胞膜

受体

自然环境

植物　　　动物

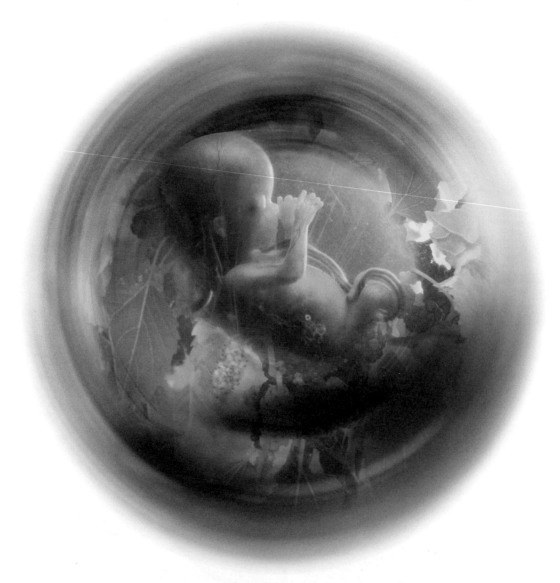

Fetal Health Care: Research and
Application of TCM Theories and Techniques

胎儿保健：中医药学理论和技术的研究和应用

正如中医学理论所描述的那样，人的生命是基于"阴阳"之道从一个受精卵开始的，而胎儿则是人生命发育成长过程中一个十分重要的生物学阶段。

胎儿发育的生物学重要性，可体现在以下四个方面。

①胎儿发育阶段为未来个体全部生物形状的发育画就了生物学蓝图，生命在个体发育阶段中基因活性及其相关生物学形状的表达都是以此为基础的。

②关于人死亡的统计分析显示，人死亡率中约2/3发生在1岁以内，而其中2/3发生在新生儿期，胎儿的死亡则两倍于新生儿死亡。

③胎儿发育阶段不仅奠定了未来个体正常发育的生物学基础，而且也奠定了未来成人期许多疾病发生的基础。有研究显示，有许多成人性疾病如肥胖、高血压、冠心病、糖尿病等是起源于胎儿发育时期的。

④大量的研究显示，在妊娠过程中，胎儿并不只是被动存在的。胎儿在调节胎儿-母体的生物学关系、母体免疫容忍、妊娠维持以及调节母体内分泌功能等多方面都发挥着重要的生物学作用。

正因为如此，胎儿发育的生物学质量日益受到科学家的关注，胎儿保健也日益引起人们的普遍重视。我们注意到，在这一新兴的领域，中医药学的相关理论和技术凸显出了巨大的优势，很值得深入研究开发。

中医药学很早就描述了胎儿的形成和发育，意识到胎儿保健的重要性，并且形成了比较系统的与胎儿保健有关的理论、技术和养胎方法。这其中包括了"肾主生殖，主发育"的理论及其临床技术、经络应时胎养理论和技术、补母益子理论和技术、胎病论等（清·陈复正《幼幼集成》，清·陈修园《妇科秘书八种》）。

根据中医药学的这些理论和技术，我们早在20世纪90年代就开展了一系列有关补肾方药对胚胎发育影响的研究工作。这些研究结果显示，补肾方药能够有效预防宫内发育迟缓，促进胚胎宫内发育，提高胚胎发育的生物学质量。令人倍感兴趣的是，这些研究结果也证明了补肾方药不仅能够提高胚胎在子宫内的发育质量，而且还可以提高出生后个体的体能、学习能力和免疫功能的发育，由此，我们开辟了全新的"中医药优生优育技术"和"发育药理学"研究方向。我们相信并企盼沿着这一前沿方向的深入研究，最终能使人们找到提高胎儿发育的生物学质量、保证胎儿健康的一个简便而有效的方法。

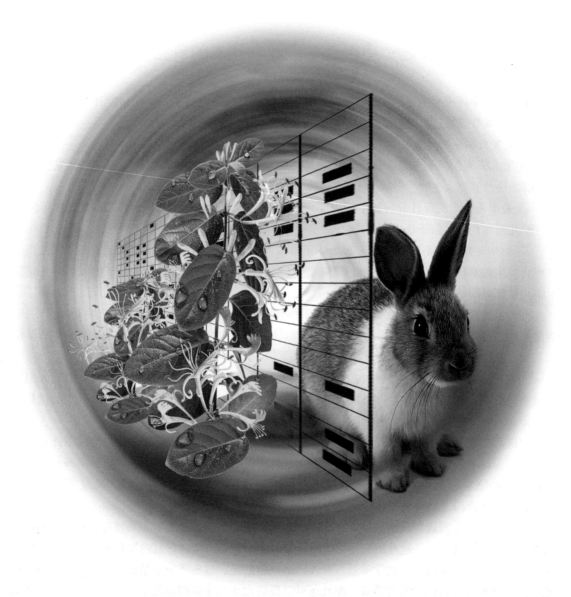

Comparative Genomics: An Approach and Method
to the Study of Chinese Herbal Ecological Pharmacology

比较基因组学：中药生态药理学的一种研究途径和方法

　　此前曾提出了关于中药作用的生态药理学假说，这一假说为理解中药与机体的相互作用机制及其与化学药物的差异提供了新的研究方向、研究领域和研究思维模式，同时也令我们经而久之的传统药理学观念面临挑战，而这一挑战的一个重要方面就是究竟应该用什么方法或技术进行这一方向和领域的研究。

　　植物（包括中药）和动物（包括人类）同属于真核生物，他们在地球这个产生约45亿年历史的天体上共同演化和进化，并且都是在大约20亿年以前由原核祖先演化而来。其间，无论是原核生物还是真核生物，他们的基因组都始终发生着复杂的相互作用，且这种相互作用永远是原核生物演化以及从原核生物到真核生物进化的驱动力。我们已经知道，在原核生物间经常发生的基因横向转移(lateral or horizontal genetic transfer, LGT)能够使一类原核生物从外界获得新的基因，并且为原核生物引入新的进化速度和进化模式，而真核细胞起源的氢假说（hydrogen hypothesis）则认为，真核细胞的细胞器是源于进入与某些原始真核细胞共生体系的细菌。Martin W和Muller M的研究工作证明，两个原始细菌（如古细菌和α-变形菌）基因的融合能够产生真核细胞。这使我们有理由推断，在真核生物演化和进化过程中，在中药植物基因组和动物基因组以及一类动物和另一类动物的基因组之间也存在着同样或相类似的分子演化和进化机制。

　　基于分子进化和分子系统发育学的发展，科学家们已经建立了许多有价值的比较基因组学的方法和技术来研究这样的分子演化和进化机制。利用这些方法和技术，能够使我们认识生命的分子进化和分子系统发育过程，了解不同生命间（如植物中药和动物间）基因组结构和功能的相互联系和相互作用。例如，点阵图提供了一种我们能在大量基因组序列中确定相似区域、重复区域和序列复制区域的方法；两序列的局部比对算法（local alignment algorithm）能在两条基因组序列中寻找局部相似区域，而全局比对算法（global alignment algorithm）在假设比对序列是同源序列的前提下，能够通过序列位点的一对一比对，找出比对序列的全局最佳匹配，这里包括了Needleman-Wunsch全局比对算法、Smith-Waterman算法、cDNA以及基因组DNA序列比对、基因组比对、同源序列相似度计算、清除序列库中的冗余序列等方法；预测一个新蛋白序列功能最有效的方法是考察它是否与其他已知功能序列有相似性，而新近的发展已经为我们提供了许多快速进行数据库搜索和比对的计算机程序；多序列比对（比如3条或多条核苷酸或氨基酸序列比对）可以产生序列保守谱，因为序列保守谱对应于基因组功能和结构上的重要区域，所以对于设计实验用于鉴定和修改特殊蛋白质的功能以及预测新蛋白质序列的二级或三级结构十分有用；位置特异性分析矩阵（position-specific scoring matrices）或谱（profile）则可以提供基因组中高频插入和缺失位点的信息，用于识别远源相关蛋白或蛋白质模块的比对信息等。

目前，这些方法和技术已经在十分庞大的基因组计划以及分子进化和分子系统发育学的研究中得到了广泛应用，我们相信，这些方法和技术对于中药生态药理学的研究将是非常有用的。利用这些方法和技术将使我们揭示中药生命体和动物（包括人类）生命体不同寻常的统一性和多样性，同时也使我们了解他们之间在分子进化过程中建立起来的相似性、相互联系和相互作用，而所有这些则可能是中药产生的药理作用，并且有别于化学药物药理作用方式的一个重要的分子基础。

这幅图给出的是一个有关在植物细胞和动物（包括人类）细胞间进行基因组序列比较分析的点阵图（dot-plot matrix）方法的简单示意，提示了采用比较基因组学方法和技术进行中药生态药理学研究的途径和方法。

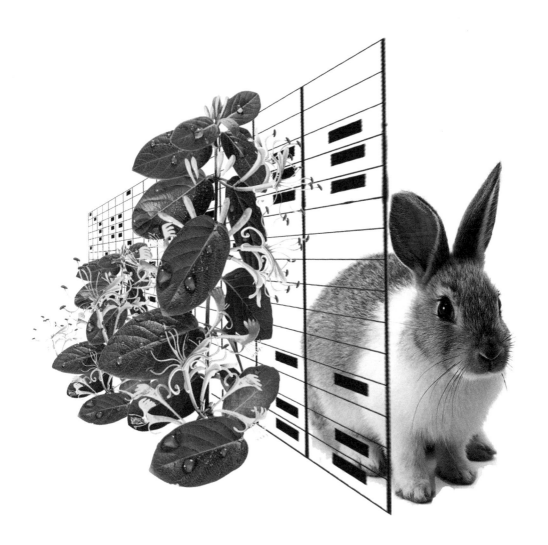

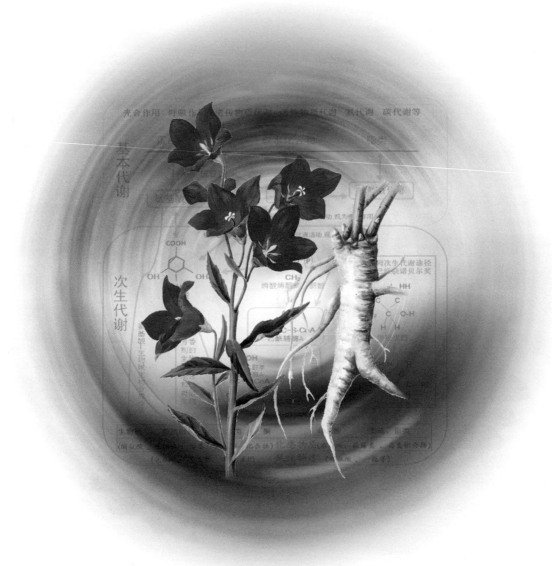

Biochemistry of Chinese Herbs:
An New Approach to Finding and Inventing New Drugs

中药生物化学：一个发现和发明新药物的新途径

发现和使用中药，应该是中华民族能在展望未来中对人类做出重要贡献的一个领域。中医药学在其发展历史中不仅发现了我们今天仍然可以借以二次深入研究和开发的中药，而且为今天的药物科学研究提供了一种独特方法：按照中药的"七情"属性配伍。

对于现代的中药研究来说，基于传统中药学的理论和经验，借助于现代药物科学的研究方法、技术和思维模式，药物科学家们已经推动中药的研究分化发育出许多不同的分支学科，在这其中，中药化学无疑是一个最具吸引力的研究领域。中药化学的研究使我们能够找到大量的和具有特定生物活性的天然产物，并基于这些产物的化学结构去修饰合成一系列更新的化学衍生物，这些物质是药物科学家筛选新药物的先导化合物。

目前，我们已经发现和得到了大量的这样的化合物。总结这一领域的进展，可以看出，在过去的年代里，在从中药筛选新药物的研究中，药物科学家们的注意力主要是集中在中药的次生代谢（secondary metabolites）产物上。这些研究无疑已经取得了很大的成功，因为有许多具有重要医疗价值的药物显然是来源于这些化合物。我们注意到，在从中药中筛选新的天然产物的研究中，人们忽视了一个最基本的事实：正像所有植物的生命活动一样，在中药体中，次生代谢并不是孤立进行的，而是与初生代谢（primary metabolism）相互联系的。

初生代谢为所有重要次生代谢途径提供化学结构单位（building block），而许多次生代谢产物也用于初生代谢产物的合成。

本节示意了中药在体内这样一幅生动的代谢图景。

中药中的初生代谢能够产生大量的生物化学产物，比如蛋白质、核酸、多糖、糖蛋白、氨基酸、多肽、酶和辅酶等。这些产物有的已经得到了广泛研究和利用（如多糖），但仍有相当大的部分是没有得到研究，甚至是在以往的中药研究和生产过程中被放弃的。然而，新近已有的一些散在的研究（包括我们自己的研究）显示，中药中的这些初生代谢产物有着较次生代谢产物更值得研究开发的医疗和保健价值。所以，中药生物化学的研究是一个基于中药（中药本身及其所依据的中药作用理论）发现和发明新药物的新途径。

当揭开中药生物化学研究领域以及基于中药生物化学研究筛选新药物的开发方向的时候，我们很容易想到的是，在按照中医药学理论使用整体中药时，我们所利用的实际上并不仅仅是中药的次生代谢产物。这的确是需要认真加以思索的。

方剂学

Formulas of Chinese Medicine

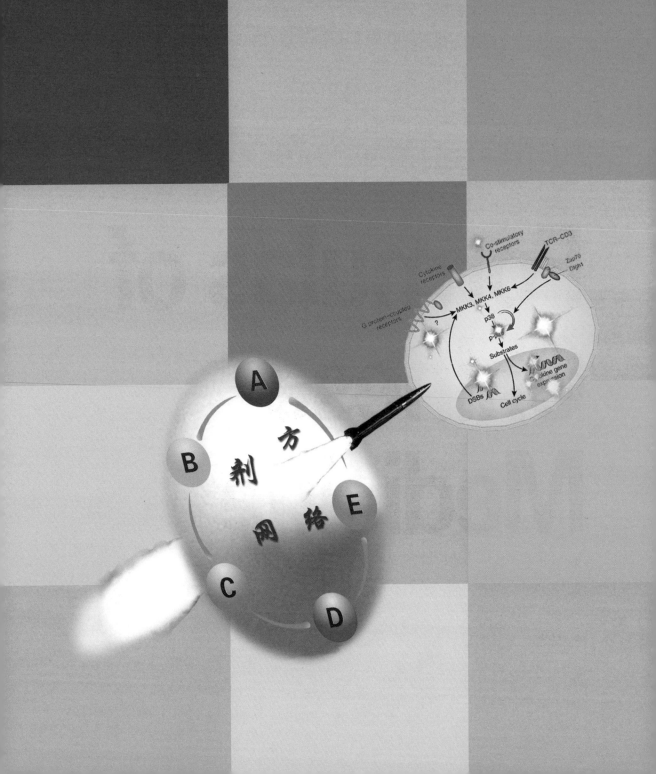

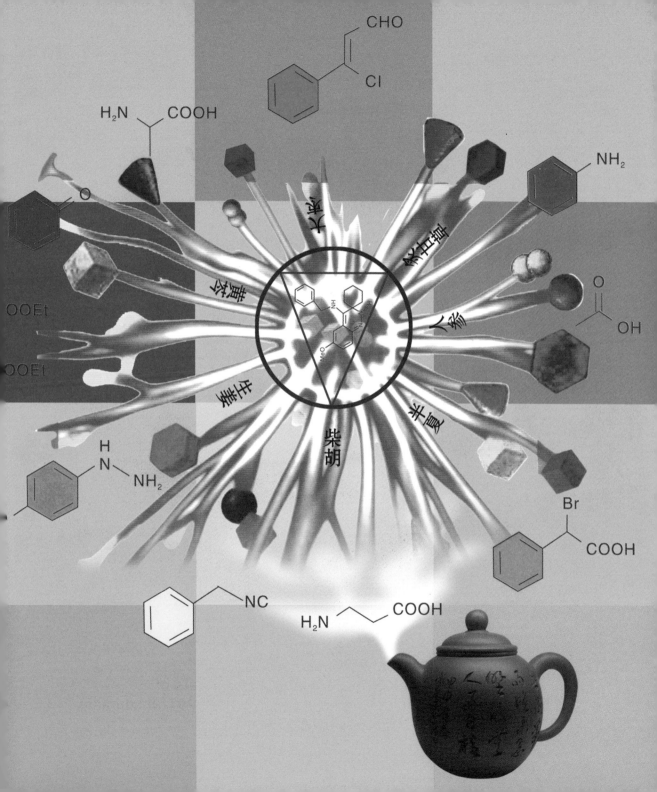

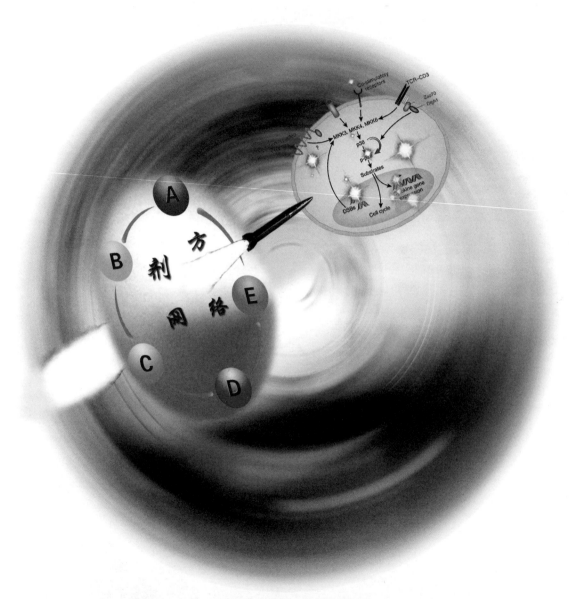

Formulas of Chinese Medicine:
Drugs Interaction Networks and Targets of
Networks of Cell Molecular Signal Dynamic StateTransduction

方剂学：药物相互作用网络与细胞分子信号动态转导网络的药物作用靶标

在以往的药物设计中，常用针对单一分子靶点的高特异性和高活性化合物筛选的策略（one gene, one protein, one drug），但愈益增多的研究表明，对于像肿瘤、糖尿病、炎症、高脂血症、老年性痴呆以及神经精神疾病这类涉及多基因、多蛋白质分子改变的疾病（如与人乳腺癌相关的突变基因就多达189个），这一策略的有效性正日益受到挑战。为此，近些年来，药物学家已经将发现新药物的研究兴趣和注意力转向以疾病的细胞分子信号动态转导网络（molecular signal dynamics transduction network in cellular, MSDTNC）为靶标的药物设计。

随着分子生物学的发展及其技术的不断进步，分子病理学也逐步发展起来。科学家们利用SPA检测（Scintillation proximity assays, SPA）、LUMIER、phospho-flow 单细胞检测、激酶活性分析、免疫印迹和质谱分析等方法已经构建了许多关于人类疾病的MSDTNC（其中包括GPCRs、蛋白质磷酸化、花生四烯酸代谢、siRNA介导的基因表达和蛋白酶信号网络等），并且将这些网络和细胞的行为联系起来。与此同时，也开发了许多计算机工具（如NetworkKIN和NetPhorest、SBML、CSML 等）用于建立网络模型。

以此为基础，在药物设计走过了面向单靶点、双靶点和多靶点的药物设计的技术路径之后，国外已经开始了以MSDTNC为靶标的新药研究（国外有学者将这一领域的研究称为网络药理学），例如以位于细胞膜上的表皮因子受体家族（ECFR）、血小板衍生生长因子受体家族（PDGFR）、血管内皮生长因子受体家族（VEGFR）、FLT3 和RET 等受体激酶和细胞内的非受体激酶及其介导的信号转导网络为靶标（网络靶标, network targets）的抗肿瘤药物的研究。

这一领域的研究提供了许多证据，表明对于那些基于MSDTNC改变的许多疾病，多种药物组合的治疗效果明显优于单一药物的治疗。奥氮平出现之初因其能同时作用于多个受体靶点而曾被药学界称为"赖药（dirty drug）"，现在却是具有世界销量的抗精神病药物。更有学者对化学药物的研究证明，当两个药物同时作用于两个靶点而表现协同作用时，这种协同效果也可以在药物的不同剂量或浓度比例组合下发生。很明显，这些工作正在将药物研究引向与传统中医方剂学十分相似的技术路径之上，愈益凸显出中医方剂的优势。

方剂是中医临床普遍使用的用药形式。根据中医方剂学的原理，方剂常常是针对病机，依据治则，按照"七情相合"将不同药性的药物有机地配伍在一起而成的。所以，方剂配伍的根据是病机，病机就是方剂的作用靶标。由病机而立法，依治法而遣药，药据七情而相互作用，才能组成一首配伍精妙、用之有效的方剂。

这里，如果我们基于疾病的分子动态信号网络去细细分析一下中医学关于证的病机理论，细细分析一下中医学关于方剂的配伍理论，就不难看出：

① 中医学关于证的病机的认识显然是一个多病位的、多环节的和动态的相互作用网络（病机网络）。

② 方剂的配伍就是组成一个和病机网络相应的药物相互作用网络。

认识到这一点是很有意义的，因为由此我们可以开辟出关于中医病机学和方剂学研究的一个全新方向：

① 基于疾病MSDTNC的中医病机网络研究。

② 利用网络靶标药物设计的研究方法（例如，利用多细胞联合培养体系和如斑马鱼等模式生物的细胞表型分析，药物配伍作用的矩阵分析等）对方剂中多药物间相互作用进行研究，以建立方剂的药物相互作用网络模型。

对于面向网络靶标的药物化学和药理学研究来说，面临着生物学和化学两方面的许多难题。在生物学方面，要确保网络靶标的合理性和对病理过程的顺应性以及药物的体外活性和体内活性的一致性。而在化学方面，要确保药物的药效学、药代动力学与其物理化学性质整合在一起，这是成功研制网络靶标药物的关键。目前，药物学家提出的有关以网络为靶标的药物设计策略大致包括了多分子连接、融合、并合和多组分药物（Multiecomponent drug），由此不难看出，方剂正是以药物的相互作用网络作用于疾病变化的MSDTNC靶标的一个最适方式。所以，完全可以预言，基于这些方向的中医方剂的重新研究不仅能为未来药物学家筛选以MSDTNC为靶标的新药物提供先导临床经验和应用方向，而且也将为其提供有效的先导组合物（Lead Combination），其意义是不言而喻的。

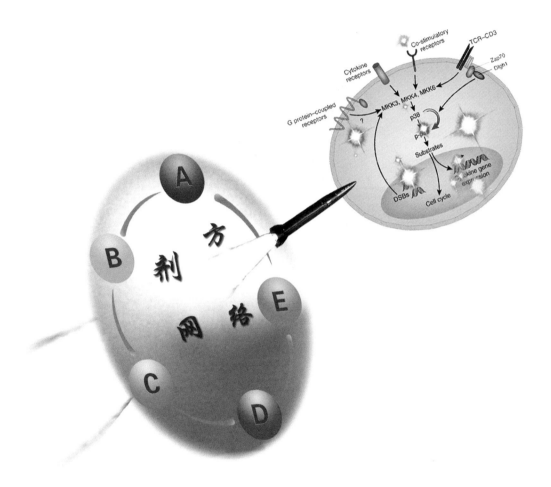

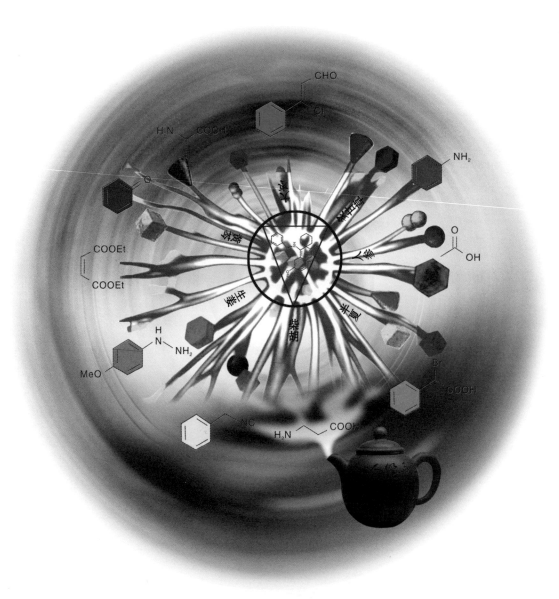

The Formulas: An New Approach to New
Multicomponent Reactions and Finding New Drugs

方剂：新型多组分反应（MCR）研究及其药物发现的新途径

　　方剂，顾名思义，其意包括了方和剂两个方面。从字义论，方，象形字，"下从舟省，而上有竝头之象"，其本义为"拼船也"（《说文》）。古文献中：

"大夫方舟"（《尔雅》）

"方舟而济于河"（《庄子·山木》）

"不足方"（《仪礼·乡射礼》）

"方舟设泭"（《国语·齐语》）

"江之永矣，不可方思"（《诗·周南·汉广》）

"蜀汉之粟，方船而下"（《史记·郦食其列传》）

都是这个意思。因故，在方剂中"方"就是按照一定规则将不同的药物拼并于一起。"剂"，会意字，从刀，"剪齐也"（《尔雅》），就是将方用特定的方法处理，使之"剪"而"齐"。

　　所以，在中医学的方剂中，不仅有不同的中药配方，而且在每一首方之后，大约都有"散、丸、汤、膏、丹"等不同剂型以及不同煎药方法的规定。所以，研究方剂，对方和剂这两面都不可忽视，也需要有"剪"而"齐"的研究方法，如此方可揭示方剂之中原本包含的所有东西。

　　关于方剂，已有大量的现代研究，概括而言，这些研究大致包括不同角度的方剂化学和方剂药理学两个方面。一个角度是对一个方剂整体进行的化学和药理学研究，另一个角度则是对经方药味/药量配伍作用的化学和药理学研究。虽然后者的研究比较少，但已有的研究却揭示出经方结构及其药理活性是具有某种唯一规定性的，就像一个化合物的结构、性质和活性所具有的唯一规定性一样。对此，我们需要采用一些新的方法，以揭示这些反应的规律和阐明这些物质的本性。可用于此目的的研究方法很多，但基于多组分反应（multicomponent reactions，MCR）的方剂化学研究，将有可能是一个新的方法和研究方向。

　　化学中的多组分反应（MCR）可以形象地定义为"一锅"过程，即三种或三种以上反应组分之间连续反应的过程。MCR具有许多优点，例如，能满足组合化学通过设计、实验的方法寻找取代基团可能的组合方式以形成具有某种预期性能的化学物质的要求，可以预测新反应过程和相关化合物的特性，并能使反应产物在合成、分析和物化或生物性质的评价方面自动化。MCR的研究和应用虽然已经有很长的历史，但MCR的一些基本原理和巨大开发潜力却是在20世纪末和21世纪初才逐步引起化学家和工业界，特别是医药工业界的高度重视的。在化学，特别是有机化学中，MCR常常被用于液相或固相高效合成新的物质或组合化合物库，并被认为在今后的发展中将对目标导向合成和多样性导向合成日益产生强大的影响。目前，化学家们已经发现或设计了许多MCR，例如，不对称异氰基多组分反应、Passerini反应和Ugi反应的后缩合修饰、Biginelli反应、自由基促进的多组分偶联反应等。在药物化学领域，从先导化合物的发现、优化到生产，MCR都可发挥重要作用，这方面的两个经典实例分别是通过Hantsch反应一步合成硝苯地平和通过Ugi-4CR合成HIV蛋白酶抑制剂Crixivan的核心结构。

MCR在天然产物合成中也是一个重要的合成策略和方法。许多含环戊烷的天然产物（如前列腺素）、萜类、多烯与多炔、氧杂环天然产物（如环醚、内酯等）、多元醇和多糖、木脂素、生物碱（包括吲哚类、哌啶类、吡啶类和胍类生物碱）、肽等，都可以采用MCR加以合成。

新型MCR的发现通常通过三个途径，一是在研究中偶然发现，例如通过合成过程中非预期产物的出现，二是利用组合反应原理合理设计，三是基于计算的方法，目前，化学家们已经建立了化学反应数据库，利用这样的数据库，原则上可以自动检索MCR的构建方法。另一方面，化学分析技术的巨大进步和高速发展也为MCR的研究提供了基础。

通过以上对MCR的概略论述以及和中医学方剂理论及使用特征的比较性研究，我们可以提出如下推论：方剂是一个药物化学的MCR体系，会发生许多化学中已有的或新的MCR并生成许多新的化学物质、化学物质群或组合化合物库，这种反应可以发生在不同的药物制备过程中（如加热煎煮），也可发生在进入人体后的药代动力学过程中。利用MCR技术及方法分析、分离特定方剂的MCR以及由此生成的化学物质、化学物质群或组合化合物库，不仅有利于阐明方剂的组方原理及其化学和化学生物学本质，而且也是现在和未来药物科学发现新型药物的一个有效的技术途径。基于方剂原理，我们还有可能创造出"一锅"（one-pot method）反应制备新型组合药物的新方法，其研究和应用前景十分广阔而诱人！

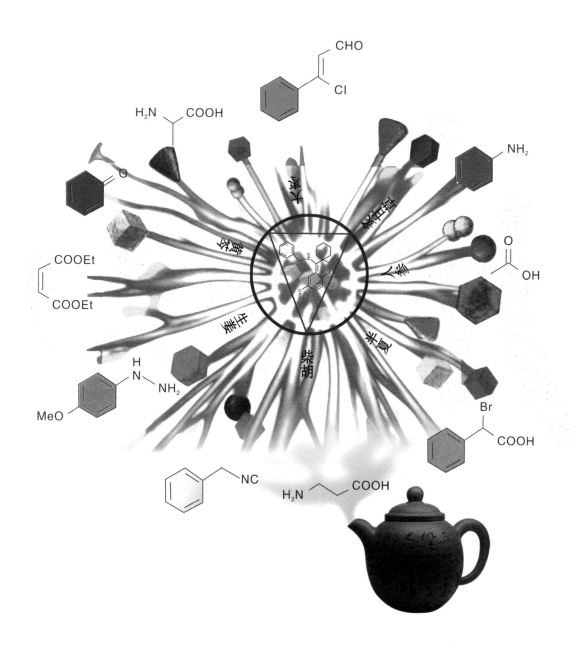

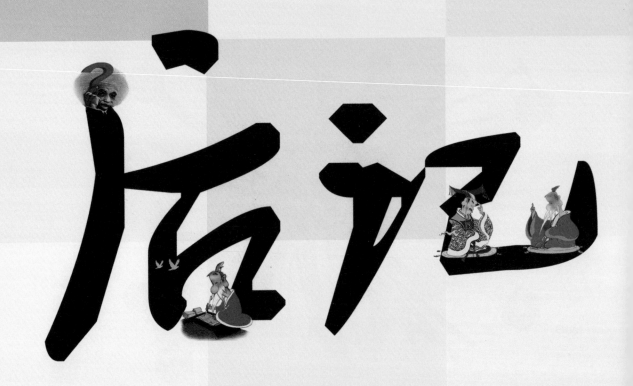

Postscript

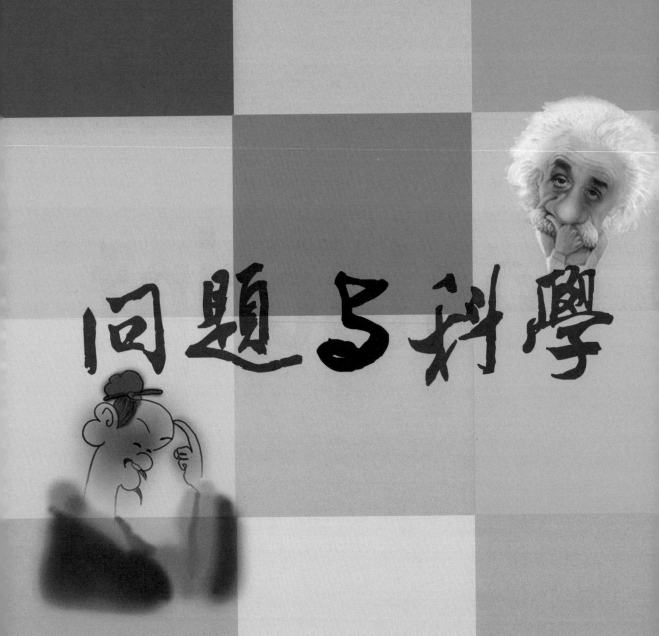

Questions and Science

人世间有许许多多的事物，但比较起来，却没有什么事物是比人的生命更珍贵、更神秘和更值得探索的了！因为除了自在之物，世间所有的一切都是基于人的生命创造的。因故，好奇生命是很自然的。

　　出于对生命的好奇，读了许多生命科学的书，又学习了中医学，发现中医学并非只是一种治病的学问和技术，原来更是一种关于生命的学问和研究生命的方法。学来学去，不禁就从心中生出了许多"为什么"和"是什么"的好奇。于是，就在传统中医学和现代生命科学（包括生物医学）之间进行了一些探究、学习和比较研究，许多逻辑或非逻辑的科学问题便由此发现和产生出来。这些问题都是一些处于传统中医药学的经典理论与现代生命科学的相关理论交叉点上的前沿问题，更准确地说，我们在这里愿意将这些问题称为中医药科学前沿问题。

　　这些问题原本是以封面配图的形式系列发表在《山西中医学院学报》上的。最初栏目名就叫"中医药科学前沿问题"，后来，根据这些问题所具有的科学内涵及其意义，将其改成了"理论中医学图说"。发表以后，有许多读者对此表现出浓厚的兴趣，希望有一个完整的读本，以便进行进一步的交流、切磋和讨论，于是，便辑录整理成这本书。

　　是书，按照书的格式，就免不了要写个后记。后记也有某些需要固守的格式，大凡介绍著书的背景、原因、动机以及书的内容梗概之类。但因这本书是一本提出问题的书，所以，这篇后记便扬弃了某些格式的要求，就从问题开始说起。

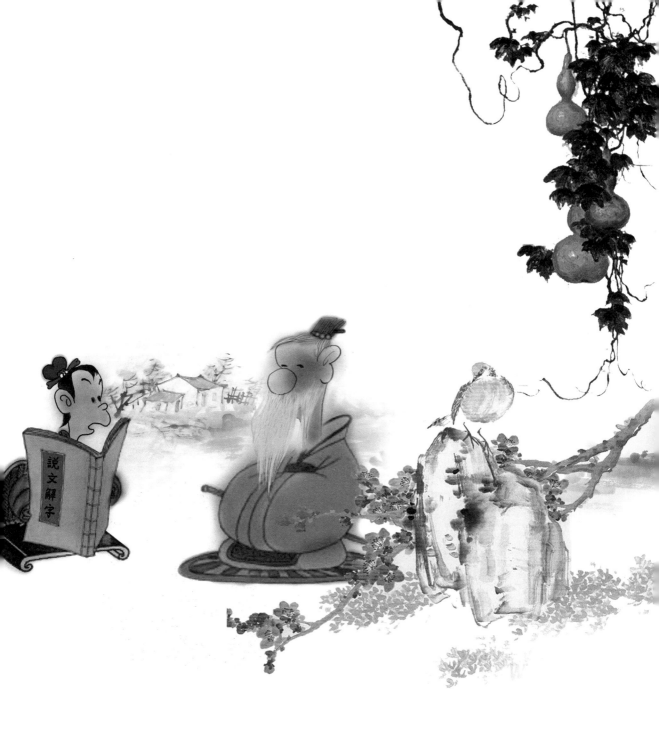

一、为什么？是什么？

人起源、进化并且生存和生活在一个不断变化的时间和空间中。自有人类以来，对于这个时空中的包括人类自己在内的每一种客体，就一直持有浓厚的好奇心和探究愿望，这原本是生命一种本质的和本能的需要。因此，"为什么""是什么"就成了人脑信息系统中一个基本的信号，是形成和启动脑认知程序的初始信号。"为什么"和"是什么"是脑的功能，但也正是基于从"为什么"和"是什么"起始的认知信息的记忆和积累，促进了脑结构及其功能的不断进化和复杂化。于是，人得以有能力不断地延伸自己认知生命及其所处环境的时间和空间视野。问题和科学问题正是基于好奇和探究愿望的推动，在不断地追问"为什么"和"是什么"的认知视野延伸过程中形成并产生出来的。

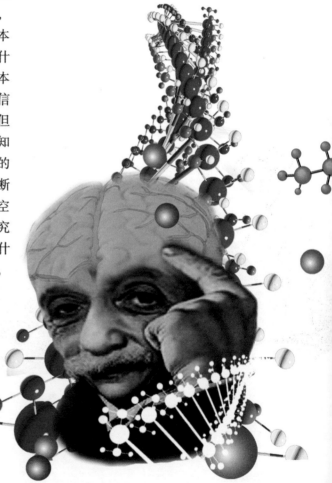

（一）好奇心

好奇心是环境信息映射于脑认知系统情景下人的一种本能反应，起源于生命生存和繁衍的需要，是人思维功能的重要组成部分和心理认知的生物原驱力。从脑生物学活动中产生的好奇心诱生出脑心理学活动中的"为什么"信号，由此启动了脑对自己所处的自然、社会和人文环境，更特别的是，也包括人自己在内的认知程序，并借此将人与多变的自然、社会和人文环境联系成一个生物、社会和人文相统一的生态系统。

好奇心不仅激励人的发现、发明和创造能力，而且也为人生创造丰富多彩的生活方式。

是好奇心启动了人从"为什么"开始的思维和认知活动，但我们对好奇心本身照样心怀"为什么"的疑问。对此，虽然已经有了许多相关研究，但至今我们仍然不知道好奇心产生的生物学或心理学基础和机制。对好奇心的好奇和研究仍然是一个备受哲学、生物学、教育学和心理学等多学科关注的话题。

（二）获取知识与好奇心满足

任何一个生命体的生存和发展，都需要掌握能够使自己生存和发展的知识和技能，由于大脑的超常进化和发育，使得人获得了比其他任何生命体更强大的获取知识的能力和满足好奇心的欲望。所以，一个非常刚性的法则是获取知识和技能常常具有特定应用目的的指向。

然而，也有许多例外的情形。在这样的情形中，人获取知识的动机并不仅仅是为了实际应用，而只是出于心里好奇，甚至有许多科学问题则纯粹是由好奇心引发的。例如，寻求解答诸如"天空有多高""石头为什么会落下来"等此类的问题。解答这样的问题并没有什么明显的或即时的应用目的使我们一定要知道天空有多高或为什么石头会掉落。高高在上的天空不会干扰我们的日常生活；至于石头呢，即使我们知道为什么石头会掉落，也不能使我们更灵巧地躲开它，或者碰巧掉在我们身上的话让它打得轻一些。但是总有人会去追问那些看起来至少对他或者对他所在的当时的社会是毫无用处的问题，并设法寻找问题的答案，这纯粹是出于好奇心满足。尽管追问和研究者的目的没有明确的应用目的指向，但由此获取的知识的应用价值有时候却是巨大的，其应用价值往往是之后才被人发现并加以利用，而后产生重大的社会、经济和人文效益。

像这样的例子在自然科学发展的历史上有很多。

有许多著名的科学家或哲学家发表过对好奇心的看法

　　哈佛大学校长陆登庭在"世界著名大学校长论坛"说："如果没有好奇心和纯粹的求知欲为动力，就不可能产生那些对人类和社会具有巨大价值的发明创造。"

　　塞缪尔·约翰逊说："好奇心是智慧富有活力的最持久、最可靠的特征之一。"

　　居里夫人说："好奇心是学者的第一美德。"

　　法朗士说："好奇心造就科学家和诗人。"

　　还有许多！

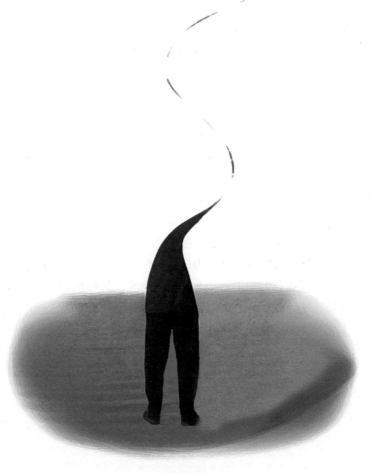

基于好奇心而产生伟大发现的两个例子

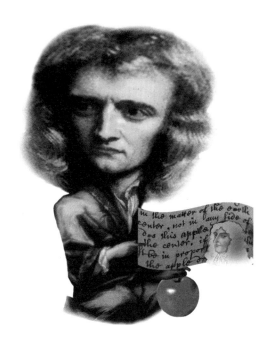

一个苹果的感动

有一天，牛顿躺在一棵苹果树下发呆，阳光透过树叶暖暖地撒在他的身体上，渐渐的，小牛顿被暖暖的阳光催入了梦乡。突然，一个熟透了的苹果从树上掉了下来，砸在他的身上。

牛顿醒了！

他看着掉下来的苹果，内心充满好奇：苹果为什么会掉下来呢？

从这一好奇心出发，牛顿通过长期的研究终于发现了地球对地球上的物体存在的万有引力，提出了著名的万有引力定律。

日裔美国科学家下村修（Osamu Shimomura）是一位生物化学家，曾因发现并发展了绿色荧光蛋白（GFP）与哥伦比亚大学的Marin Chalfie和加州大学圣地亚哥分校的Roger Y.Tsien（钱永健，钱学森的堂侄）一起荣获2008年度诺贝尔化学奖。

下村修在1955年做研究生时就加入了导师的生物发光研究。那时候，他并不了解生物发光的意义和重要性，只是对生物发光这样的现象好奇，然而正是这种好奇心，促使他对生物发光现象进行持之以恒的研究，最终导致他和他的同事们发现了GFP（绿色荧光蛋白，green fluorescent protein），并扩展了该物质在生命科学研究领域惊人的美丽应用。

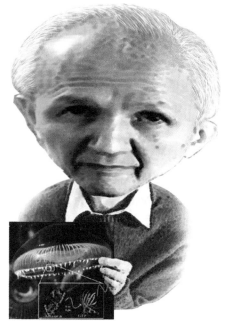

二、探究

探究让好奇心得到满足，是知晓"是什么"的行为路径。

探究是好奇心驱使机体感觉和运动器官的功能作用于好奇对象的一种主动的行为。探究行为是生物源性和本能性的，是人类各种生物学和社会学行为的基元行为成分。在个体成长的进程中，随着人体的结构和功能以基因为模板在社会化环境中的不断发育，人的社会属性也不断地丰富起来，于是，探究行为的对象、范围、内容、方法及技巧也变得日益复杂化，逐步地发展为学习、试验或实验等复杂的社会或科学活动。探究行为作用于脑内部，使人的生物学的或社会学的好奇欲望得到满足，并从中得到快乐，作用于外部，使人获得关于外部客体运动规律的知识，并掌握获得这些知识的技巧和方法。

问题正是从探究过程中产生出来的。

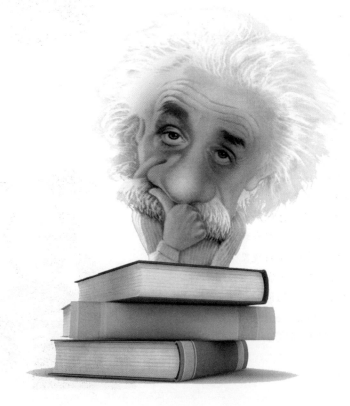

（一）探究行为及其探究行为遗传学

在行为科学研究中，有一个经典的实验方法是用来研究动物的探究行为的。将实验动物（如小鼠）放入一个被称为"开放场"的明亮的箱子中，这个"开放场"对动物来说是一个全新的环境。在这样一个环境中，正像科学家所预期的那样，动物会进行并无严格路径的自主活动，这是基于动物对新环境好奇的一种典型的探究行为。采用各种方法，如开阔法、光电管法、红外线法等记录动物的活动数，就可研究小鼠的探究行为规律及其影响因素。这个方法不仅被用于行为科学的研究，也常常被用于药理学的研究之中。根据这样的研究，可以将动物区分为高活动性的和低活动性的两种表型。

进一步的研究证明，动物（当然也包括人类）的高活动性和低活动性是遗传的。分别不断地在第一代和子代动物间选择高活动性动物与高活动性动物交配，低活动性动物与低活动性动物交配，当这种选择性交配重复约30个世代以后（就小鼠而言，一个世代大约是三个月，因此这样的实验是很容易实现的），高活动性家系动物变得日益活跃，而低活动性家系动物则变得更为不活跃，其活动性可以达到平均差异的30倍，且高活动性家系和低活动性家系动物的活动性之间没有重叠。现在，在实验中可以看到，高活动性家系动物可以在六分钟测试时间内大胆地奔跑约相当于一个足球场的距离，而低活动性家系动物则躲在角落里发抖。在这种关于行为遗传的选择性研究中还发现，高、低活动性家系动物每时代间差异的稳定性增加，这说明探究行为是由多基因控制的。

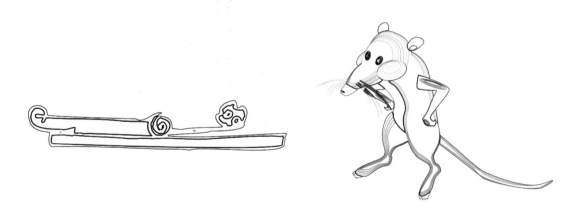

（二）中国古代学者说探究

在中国传统的的哲学、科学和文化体系中，探究是一种尤其被得到鼓励的精神。

康成于窜伏之中，理纷挐之典，志存探究，靡所咨谋。

　　　　——唐·元行冲《释疑论》

高人固多暇，探究亦颇熟。

　　　　——宋·苏轼《寄周安孺茶》

与之登巉巖，披蓊茸，盘桓寄思，探究窈窕。

　　　　——清·姚范《方颂椒山居记》

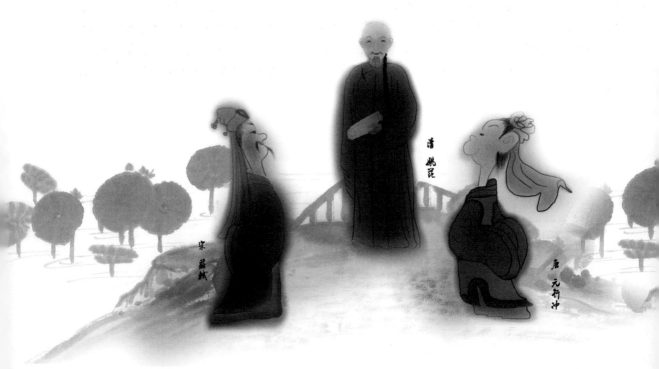

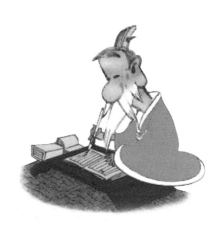

三、学习

　　好奇心和基于好奇心的探究都是学习的起源和理由，或者从生物学的角度看，学习是满足生命好奇心和探究欲望的行为。

　　学习有两种重要的方式，一种是广泛获取知识式的学习，即to learn，另一种是通过实践，有目的性（针对某一特定的主题）地研究式的学习，即to study。为了能提出问题和回答或解决问题，两种方式的学习，特别是两种学习方式的交互运用是必要的和重要的。

　　有两种不同，但密切偶联的思维机制在学习过程中发挥作用，一种是逻辑思维，另一种则是形象思维。究竟我们的大脑会打开哪一种，或者说我们应该利用哪一种思维机制，这取决于学习的对象和目的，也取决于个人知识的积累，还有文化和教育的影响。实际上，两种思维机制的交互运用常常更有助于产生顿悟或灵感，以从学习对象中提出新的问题，发现问题与问题之间复杂多变的相互联系。人脑之所以发展了这两种思维机制，是因为在人所探究的所有问题中，它们本身和它们之间复杂或简单的相互联系原本就是逻辑的抑或是形象的。

　　相比较而言，在过去的时代，源于西方的科学技术更多地应用了逻辑思维，而源于中国的科学技术则更多地倾向于形象思维，因而他们也分别创造了更富逻辑能力的英语语言和更富形象隐喻能力的汉语语言去表述各自建立的科学技术，这同时也塑造了中西方民族的不同性格和品行。然而一个特别值得关注的事实是，随着人类对变化的时间和空间中的外在物质客体和内在精神世界认知的不断深入，却愈益需要逻辑思维和形象思维的交互运用。无论是科学和艺术的过去发展，还是今天和未来的发展都已经和必将证明，逻辑思维和形象思维的交互运用，其或在逻辑思维和形象思维交互作用过程中产生的有别于逻辑思维或形象思维的全新的思维方式，不仅能够使人类发现和创造出全新的科学和艺术，而且也正在促进科学和艺术以及中西方文化的相互认同和融合，对人的身心发育、发展和继续进化路径产生深刻的影响。

（一）学习生物学

生命是在一定的环境中生存和进化的，因而它必须从接触和探究环境的过程中知道环境中哪些东西是自己需要的或对自己有益的，哪些东西是自己不需要的或对自己有害的，这就是生命学习行为的起源。学习是生命生存的需要，是生命建立自己与环境相互联系的一种特别的方式和路径。学习是所有生命体都具有的一种生物学行为，只不过生命进化到人类，学习行为得到了高度特化并更多地呈现出社会属性罢了。人通过学习，将自己对外环境的感觉信息加工翻译成对各种活动型生物功能的调控修饰信号，并将其中许多的功能转变为社会性行为。学习是人将自己与自己生存的自然、社会和人文环境联结成一个统一、平衡的系统的一个最主要的方式。

不同的物种有不同的学习方式，而同一物种的不同个体的学习行为及能力也有巨大的差异，人尤其如此！人的行为是非常个体化的（personalized people），每个人的生物学行为和社会学行为都有很大的不同，这些差异都或多或少地与其学习行为及能力的差异相关联。因此，关于生命学习行为及能力的研究历来备受生物学的关注，一直是生物学中多个学科研究的对象。

学习是由三个互相联系的过程组成的：认知、印记（记）和印记再现（忆）。

学习生物学学习研究的一个新领域，它包含了学习行为的遗传学和分子遗传学、生物化学和分子生物学、神经电生理学以及药理学等许多方面。虽然人类至今还没有彻底搞清楚学习全部的生物学机制，但在这些不同领域的研究已经取得了一系列重要的成果，展现出了许多新的和令人激动的研究方向。

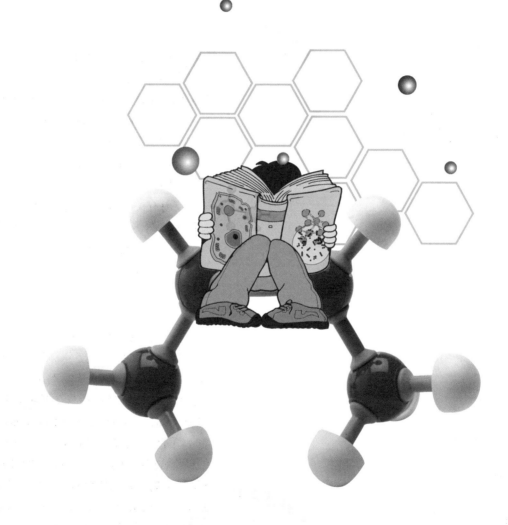

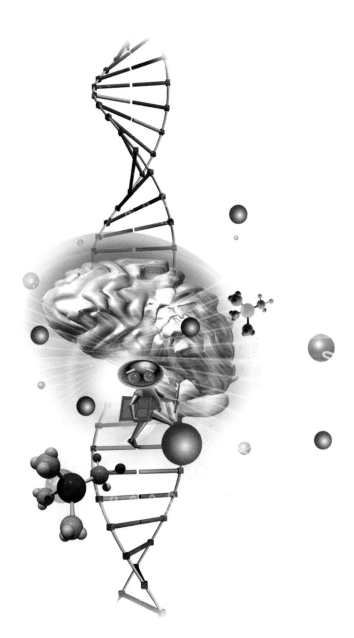

1. 学习的神经电生理学

（1）不同类型的学习信息记忆在不同的脑结构区域

人接触和需要处理的信息是巨大的，所以大脑需要将这些信息分成不同的类型并记忆在不同的脑结构中。现在知道，海马（hippocampus）存储记忆快速获得并需要有意识和灵活加以再现的信息，纹状体（striatum）存储记忆逐渐获得的习惯性信息，小脑（cerebellum）存储记忆与时间和运动反射有关的信息，杏仁核（amygdala）存储记忆与情绪有关的信息，而各种不同类型信息的存储记忆均需要大脑皮层（cerebral cotex）的参与。

（2）记忆的LTP/LTD机制

虽然脑的不同部分都与学习功能有关，但无论脑的哪一部分，神经突触电生理学特性的可塑性以及发生在神经突触前后的LTP/LTD神经电信号（长期增强/长期抑制，long term potentiation/long term depression）的交互变换却是脑细胞存储记忆信息的一个普遍的电生理学机制。LTP/LTD牵涉到Ca^{2+}和特定蛋白质信号转导分子的活动，并由此受到相应基因和神经递质的调控。还有一些早期的研究结果显示，神经电机制是短期记忆的基础。

（3）生物脑和电脑共通的信息存储机制

基于脑组织和细胞特有的电磁偶极子性质及其表现出来的电磁特性、蛋白质分子所具有的半导体性质以及神经电信号的二进制编码性质（全或无脉冲），我们认为，脑的记忆和记忆再现功能与计算机普遍利用的磁存储、半导体存储有本质上相同的机制。对这种相同性进行仿生或仿物理学研究，是一个十分诱人的领域。这一领域的研究既能为揭示人脑的学习机制开辟新的思路和研究方向，也有助于仿生开发出更高效的计算机信息存储器件。

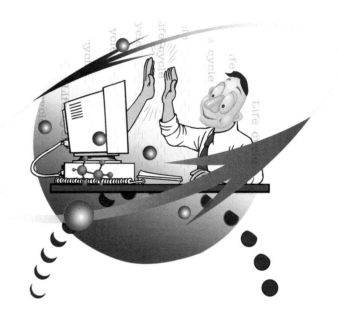

（4）新突触形成的意义

神经突触的可塑性不仅表现在每一个突触LTP/LTD的变化，而且更多地也表现在新突触的形成。新突触和新突触联系的形成使学习的神经网络更趋复杂，是学习中的超常记忆、联想和想象能力的神经结构基础。神经突触的可塑性变化无论在神经组织的胚胎发育进程中，还是在神经组织的个体发育进程中都时常发生，是生命进化赋予脑细胞的一种完美的对外在信息进行主动反应和适应的能力。

2. 学习的神经生物化学和分子生物学

早期的和现代的许多研究都表明，学习过程伴随着脑细胞DNA、RNA和蛋白质的合成。随着分子生物学和生物技术的发展，科学家们对像DNA、RNA和蛋白质这样具有强大遗传信息携载能力的生物大分子的结构以及遗传信息的编码和传递过程已经有了清晰的了解，这不仅重新唤醒了科学家们早期进行的有关学习信息在分子水平可能基于同样的编码和存储机制的研究，而且也为这一方向的研究提供了新的技术和方法。

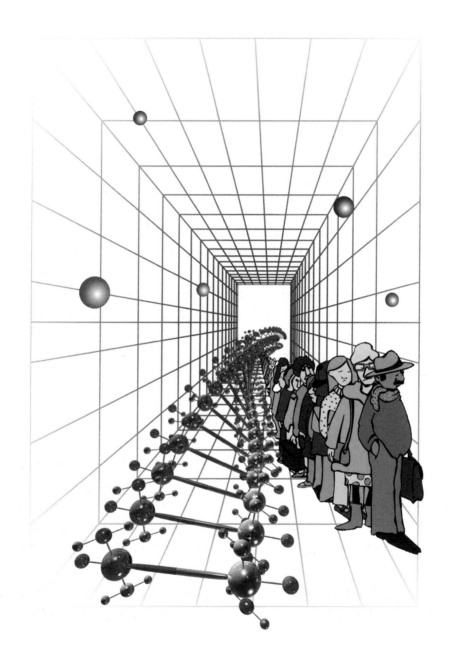

3. 学习的遗传学和分子遗传学

学习行为或能力是一种世代相传，并显著受遗传控制的生物性状。个体间一般认知能力的相似性随其遗传相关度的增加而提高。学习行为和能力性状的遗传符合孟德尔遗传定律。

（1）动物的研究

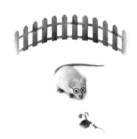

一般认知能力是高度遗传的。与此有关的一个非常经典的实验是心理学家Edward Tolman和Robert Tryon进行的一系列老鼠学习行为的选择性繁殖。他们分别将"走迷宫聪明"和"走迷宫迟钝"的老鼠交配繁殖，在仅仅几代后就获得了大量的选择反应。"走迷宫聪明"的老鼠的后代表现聪明的走迷宫学习行为，而"走迷宫迟钝"的老鼠的后代则表现迟钝的走迷宫学习行为，且两者之间几乎没有重叠。

一般认知能力的遗传性受到生存或认知环境的影响，存在基因-环境的交互作用。将"走迷宫聪明"家系的老鼠和"走迷宫迟钝"家系的老鼠分别放在"丰富型"环境（饲养的笼子宽敞，并放有许多可动的玩具）、"限制性"环境（笼子狭小且没有可动的玩具）和标准环境中，"走迷宫聪明"和"走迷宫迟钝"家系老鼠在标准环境中的表现有很大差异，"丰富型"环境对"走迷宫聪明"家系老鼠没有影响，但却大大提高了"走迷宫迟钝"家系老鼠的表现；反过来，"限制型"环境对"走迷宫聪明"家系老鼠产生非常不利的影响，而对"走迷宫迟钝"家系老鼠则没有什么影响。

这一组实验结果提示，老鼠一般认知能力的基因型-环境型呈"反型"交互作用，即基因型的优良性易受不良环境性状相关因子的抑制，优良基因型对不良环境性状相关因子具有极强的易感性，而基因型的非优良性在优良环境性状相关因子影响下却能够被修饰，对不良环境性状相关因子呈现耐受性。这一基因-环境型的交互作用规律不仅对于一般认知能力是有效的，而且对于许多其他生命性状的基因型-环境交互影响和控制过程也是有效的，是一个关于基因-环境型交互作用的普适性规律。

不仅像"走迷宫"这样的学习行为具有高度遗传性，并存在基因型-环境型的交互作用，而且其他类型的学习行为如主动和被动离避学习、逃学、按压杠杆以获得奖赏、逆转学习、心率制约等都具有高度的遗传性，并受基因型-环境型交互作用的影响和控制。

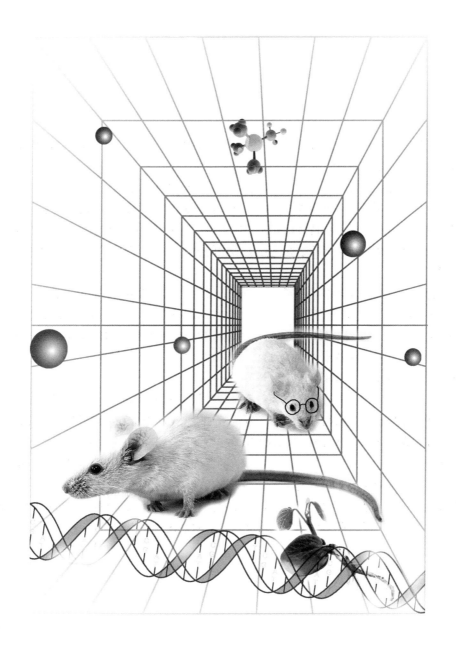

（2）人类的研究

在人类进行的研究也证明父母与子女的IQ有显著的相关，并且一般认知能力的遗传差异与个体之间的遗传差异也存在显著的关联。

除了一般认知能力，特殊认知能力（言语、空间、记忆和信息加工速度等）虽然也受到遗传的影响和控制，但其并不像一般认知能力那样显著，且不同的特殊认知能力的遗传率也不尽相同。特别值得注意的是，遗传对特殊认知能力的影响度会随着年龄的增长而增强。学业成就被认为是人一般认知能力和特殊认知能力在实际生活中的表现，研究证明，这一表现也受遗传显著的影响和控制。

对学习行为的可遗传性观察导致了学习基因的研究。一项利用黑腹果蝇的自然突变体进行的研究显示，有24种基因突变与学习行为有关，这些基因分别决定在表型上不同类型的记忆过程(例如，像暂时记住一个电话号码时使用的短时记忆和记住一个朋友的住址这样的长时记忆等)。在大鼠上利用基因定向敲除技术进行的研究证明，约有22种基因突变影响大鼠的学习记忆功能，并且这样的基因名单还在不断地扩充。

这些研究证明，学习行为或功能作为一种表型性状是由其相应的基因型决定的，不同的基因通过决定那些不同的神经机制决定学习行为。例如，α-CaMKⅡ基因通过激活CRE结合蛋白（CREB）对LTP的形成就发挥非常重要的作用。影响和决定学习表型的基因并不是独立的，无论是在果蝇还是在鼠类鉴定的所有与学习行为有关的基因都没有一个是只针对学习行为的，它们与细胞的许多基本功能有关，学习行为是和脑的其他功能紧密连锁在一起的。生命体不同基因遗传型的相互连锁和不同功能表型之间的相互连锁是自然选择赋予生命信息保密性及其生命活动稳定性的一个基本的机制，并且随着生命体从低级到高级的进化日益得到强化。

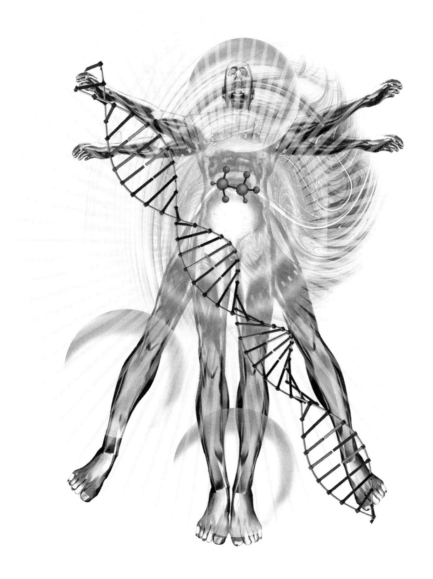

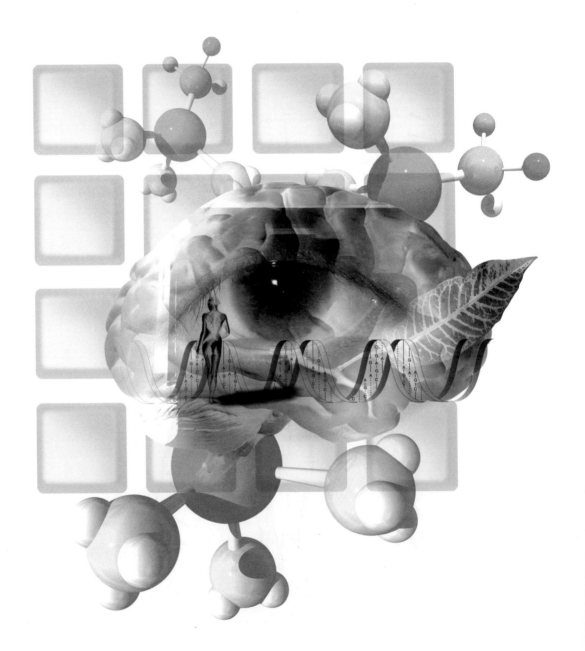

（二）学习心理学

学习既是一种生物学行为，也是一种心理学行为，或者更准确地说是一种以生物学机制为基础的心理学行为。因此，我们可以从生物学角度研究学习行为的基础，也可以从心理学的角度研究学习行为的机制。

学习心理学研究的主要内容是探讨逻辑思维和形象思维在学习行为中的作用及其意义。

1. 逻辑思维的形式、方法和作用

逻辑思维有三种主要形式：形式逻辑、数理逻辑和辩证逻辑。

逻辑思维有四种主要方法：演绎推理、归纳推理、实验、比较和证伪。

著名理论物理学家爱因斯坦这样评述逻辑思维的作用，"西方科学的发展是以两个伟大的成就为基础的，那就是希腊哲学家发明的形式逻辑以及通过系统的实验判断出因果关系"。

同样，他也这样评述逻辑思维在理论物理学中的作用，"理论物理学是由概念、被认为对这些概念是有意义的基本定律以及用逻辑推理得到的结论这三者所构成的，这些结论必须同我们的各个单独的经验相符合。在任何理论著作中，导出这些结论的逻辑演绎几乎占据了全部篇幅"。

2. 形象思维的特点和方法

形象思维具有四个主要特点：具象、想像、非逻辑和整体观。

象是形象思维的核心。

象是物质的内在运动呈现在外且可被人的感官或特定的检测方法加以识别的外在表现。物象及其变化规律与物质的内在运动规律及其变化具有特定的传递性和相关性，这就如同生命信息从基因型向表型的表达一样。具象是形象思维中的思维操作，而非逻辑、整体观和想像却是形象思维中的思维能力和技巧。因此，形象思维不仅能够令思维的对象，包括那些高度抽象严谨的对象在脑中形成生动的图像，具象构思出隐含在研究对象之中的复杂的相互联系，而且可以将似乎很不相同的对象或者同一对象中似乎很不相同的要素组合在一起。形象思维无论对于艺术和文学创作，还是对科学研究中的发现、发明和创造都是非常重要的一种思维方式。想像实验是形象思维的一种特殊方式。

形象思维运用的主要方法是：模仿、想象、组合和移植。

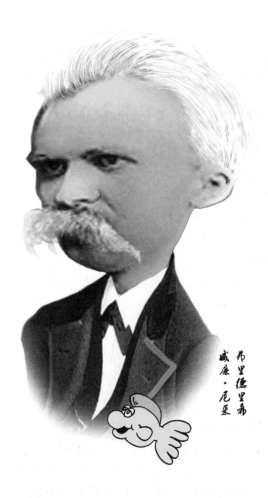

威廉·尼采

弗里德里希·

（1）尼采论逻辑的非逻辑起源

逻辑和非逻辑是逻辑思维和形象思维的一个显著区别。

早在十九世纪，弗里德里希·威廉·尼采就发现并论证了逻辑和非逻辑的相互联系，提出了逻辑的非逻辑起源。他在《快乐的科学》中说，"我们头脑中的逻辑从何而来?当然来自非逻辑，这非逻辑的范围本来必定是极其广阔的"。尼采将自己的论著题目名为"快乐的科学"，表现出他对科学中具有的非逻辑问题的独到理解。进而，他基于生命的本性说明了逻辑的非逻辑起源。他认为，人的全部认识活动都服从于其生命活动的需要。一种生物要能生存下去，先决条件是在涉及食物、天敌等场合必须当机立断，迅速做出判断和决定。为此就有必要对事物做简化的处理。那些过于谨慎、观察太精确、推论太迟缓的生物不适于生存，往往遭到了毁灭。为了生存，宁肯决定而不必正确，宁肯错误而不愿等待，如此养成习惯而终于演化为逻辑。

逻辑的非逻辑起源说明了逻辑思维与非逻辑的形象思维交互运用的意义和必要性。

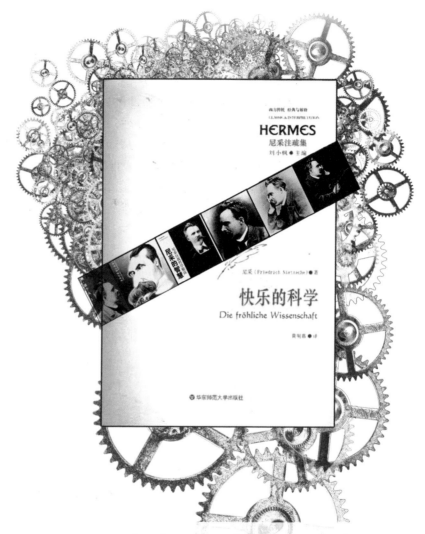

　　尼采（Friedrich Wilhelm Nietzsche，1844年10月15日—1900年8月25日），德国著名的哲学家，西方现代哲学的开创者，卓越的诗人和散文家。他的哲学思想和学说虽然在他的时代没有引起人们的重视，但对后世许多学科，包括哲学、人文科学、社会科学、心理学、文学等却都产生了非常深刻和深远的影响，被后世学术界一致公认为是思想大师。尼采一生的工作、生活艰辛。1900年8月25日，尼采在魏玛与世长辞，享年55岁。当时，他这样描写自己即将离开人世的心境，"银白的，轻捷地，像一条鱼，我的小舟驶向远方"。

（2）形象思维与逻辑思维的交互运用

　　一般认为，科学更多地运用逻辑思维，而艺术则更多地运用形象思维，然事实并非完全如此。形象思维并不仅仅属于艺术家，它对于复杂事物在表面上看起来是杂乱无章的现象中隐含着的规律特有的自由想象力在科学发现和创造过程中发挥非常重要的作用。逻辑思维也并不仅仅属于科学家，它对于事物众多且千变万化的形象元素的抽象分析能力在艺术发现和创造中同样发挥非常重要的作用。逻辑思维和形象思维的交互运用能够使人们发现隐藏在万物运动中的许多单靠逻辑思维或形象思维难以发现的规律，创造出前所未有的科学定律和艺术作品。例如，物理学中就有许多形象的模型，像电力线、磁力线、原子结构的汤姆生枣糕模型或卢瑟福小太阳系模型，都是物理学家逻辑思维和形象思维交互运用的产物。

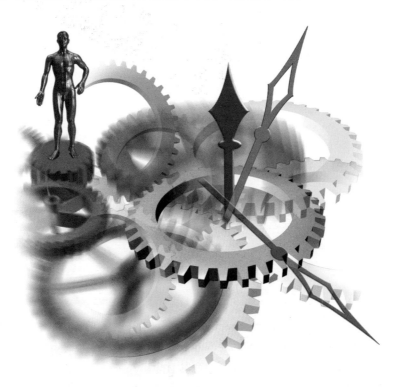

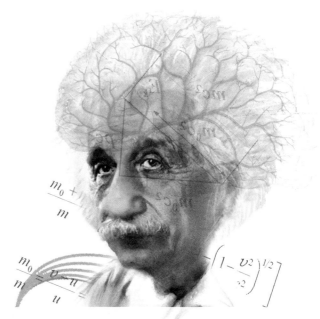

　　想象力比知识更重要。西方科学的发展是以两个伟大的成就为基础的，那就是希腊哲学家发明的形式逻辑以及通过系统的实验判断出因果关系。

　　理论物理学是由概念、被认为对这些概念是有意义的基本定律以及用逻辑推理得到的结论这三者所构成的，这些结论必须同我们的各个单独的经验相符合。在任何理论著作中，导出这些结论的逻辑演绎几乎占据了全部篇幅。

（3）爱因斯坦的思维方式

　　爱因斯坦是一个具有极其深刻的逻辑思维能力的理论物理学家，但他却反对把逻辑思维视为唯一的思维方法。他十分善于发挥形象思维的自由想象力，他创立的广义相对论实际上就是起源于一个自由的想象。一天，爱因斯坦正坐在伯尔尼专利局的椅子上，突然想到，如果一个人自由下落，他是会感觉不到他的体重的，之后，爱因斯坦曾经说，这个简单的想象"对我影响至深，竟把我引向引力场理论"。

中医药学的科学和艺术魅力
五行相互作用的非线性动力学

　　传统中医药学发明了一套五行代码系统和方法用于描写生命在正常或各种疾病条件下的运动规律和状态。虽然这一系统和方法在历史上曾在某种价值判断思维框架中受到批判，但在科学判断思维下的许多研究却不断揭示出蕴涵在其中的科学原理。一项关于"五行相互作用的非线性动力学原理"的研究提示，五行相互作用会呈现出美丽的非线性动力学图像。生命运动的艺术美在高度抽象的研究中生动地呈现出来。

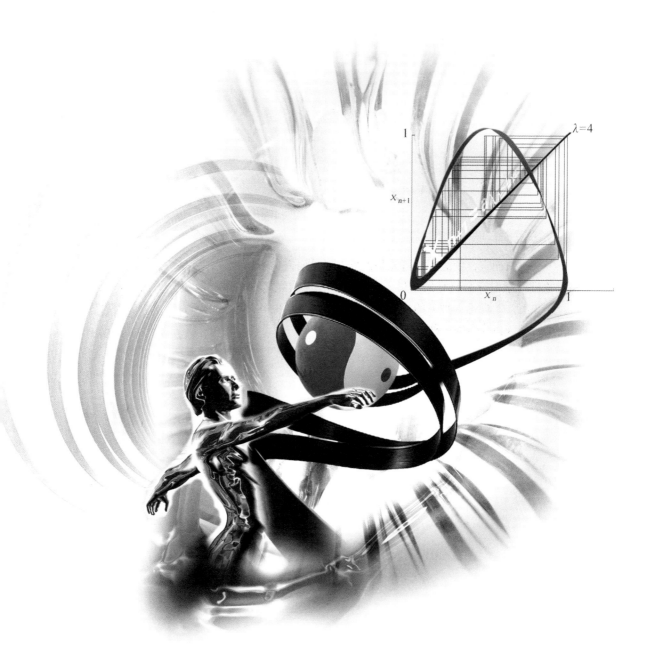

（三）中医药学的学习理论

就时间而言，中医药学可能是世界上最早研究学习行为，并且是一开始就以人为对象进行学习行为研究的学科了。因为早在《内经》中，就已经建立了比较系统的"藏象五志"理论，把人的学习行为与五脏精气血的代谢联系起来，并认为学习行为是五脏精气血代谢的一种功能表现。

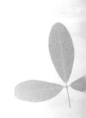

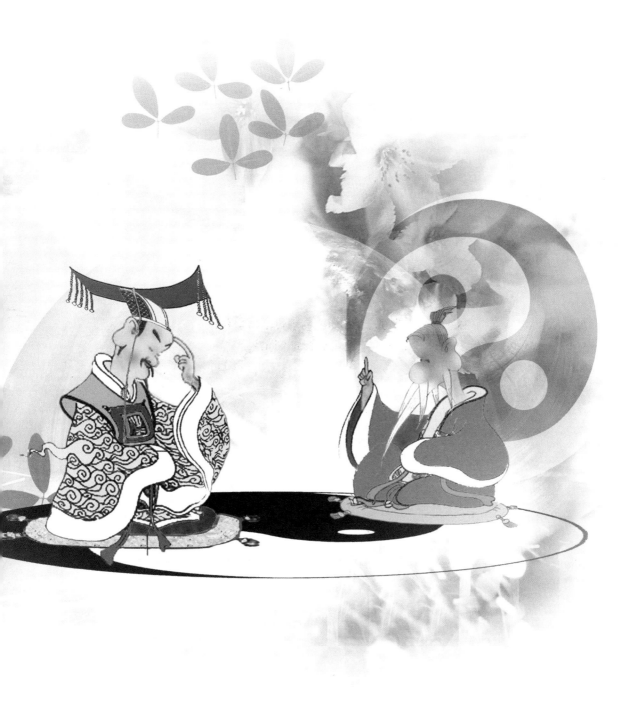

中医药学对学习行为的研究与现代生物学和心理学对学习行为的研究有几个显著的不同：

学习并不只是脑的功能，而是五脏功能与脑功能协同的结果。

学习行为的生理学表现与其病理学改变联系在一起，从而不仅建立了学习的生理学理论，也建立了学习的病理学理论。

发现或发明了一系列包括药物科学和营养科学在内的用于增强学习功能和治疗与学习功能有关病证的方法。

在中医药学的学习理论和现代生物学和心理学的学习理论之间进行比较研究，正在开辟研究学习行为的一个全新方向和路径。

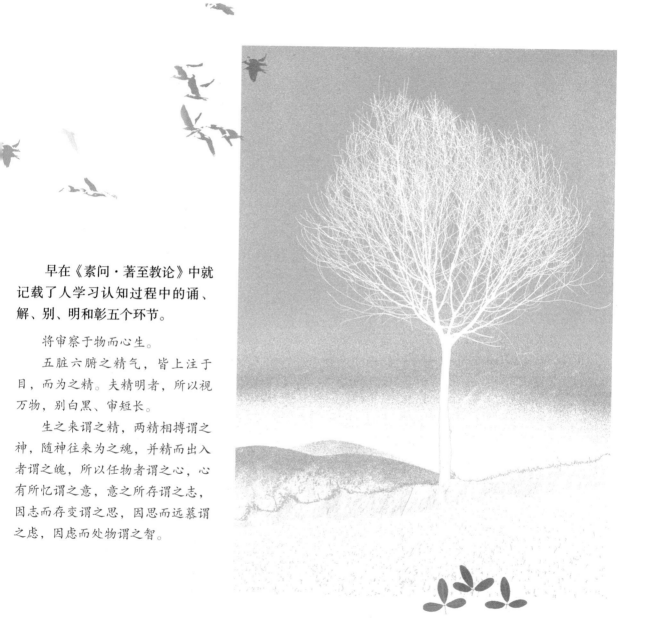

早在《素问·著至教论》中就记载了人学习认知过程中的诵、解、别、明和彰五个环节。

　　将审察于物而心生。

　　五脏六腑之精气，皆上注于目，而为之精。夫精明者，所以视万物，别白黑、审短长。

　　生之来谓之精，两精相搏谓之神，随神往来为之魂，并精而出入者谓之魄，所以任物者谓之心，心有所忆谓之意，意之所存谓之志，因志而存变谓之思，因思而远慕谓之虑，因虑而处物谓之智。

四、比较

逻辑思维中的演绎推理、归纳推理、实验、比较和证伪，还是形象思维中的模仿、想象、组合和移植，这些逻辑和非逻辑的思维方法虽然各有不同，但其间却有一个相同的要素：比较。

什么是比较？

试先比较一下汉语"比较"和英语"compare"的语义。

汉语"比较"是由"比"和"较"二字组成的。"比"是一个会意字，在甲骨文中，其形象两人并列而行（𝍤），所以，《说文》说"二人为从，反从为比"。因之，比的本义就是将两个同类或不同类的事物或人物放在一起。"较"是一个形声字，从车，交声，本义是指车箱两旁板上的横木。古代只有士大夫以上的人才可以坐乘车马，他们在横木上饰上曲铜钩，以显示自己的荣耀地位。所以，后世学者便从"较"义中引申出"显示"的语义，例如，《广雅》注较为"明也"。由此可见，所谓比较，就是把两个或多个同类或不同类的事物或人物放在一起，检查或判断它们之间的相同或不同，并将其明示出来。

在英语中，"compare"的语义是"to examine or judge（one thing）against another in order to show the points of likeness or difference"和"to show the likeness or relationship of one thing and another"，将汉语"比较"与英语"compare"放在一起比较，我们发现它们的语义具有高度的一致。

比较原本是人脑一种特别有惯性的思维，是学习、研究过程中的一个基本的思维元素，一个思维基因，一个思维方法，比较不仅对于科学发现、发明和艺术创作具有非常的重要性，甚或在日常生活中，我们每一个人也无时不在比较，无时不在比较中选择。无论是人那些满足本能需要的日常生活，还是为了追求理想的学习、研究以及其他社会活动，都充满了比较和选择的思维及行为要素。进行比较以及基于比较的选择是人生存、生活的一种能力和技巧，也是人学习以及通过学习发展科学技术，促进自己成长的一种能力和技巧。

比较也是科学中的一种很有效的认知方法。在自然科学的发展历史上，有许多新的概念、问题、知识、技术和方法都是通过比较性思维而获得的，甚至有一些学科本身干脆就是比较性的。例如，生物医学发展历史上很早就形成的比较解剖学（comparative anatomy）、比较内分泌学（comparative endocrinology）以及新近出现的比较基因组学（comparative genomics）、仿生学（bionics）等。数理统计学（mathematical statistics）在许多学科中都有广泛的运用，然其理论和方法的思维基础更是比较。

传统中医学多采用"取类比象"的思维方式，虽然其中的"类"和"象"有更为深刻的，既反映了思维或探究对象固有的类象规律，又反映出人认知其类象规律的思维机制的涵义，但大体上也是一种比较的认知方法。在传统的知识体系架构中，隐喻只是语言学中颇有诗性价值和意义的一种修辞方法，但在现代，哲学或思维科学却普遍认同隐喻特别具有将源性认知域（source domain）映射（mapping）到并激活目的认知域（target domain）的功能。尤其对于认知具有模糊性特征的复杂体系并期望对这样的复杂体系进行模糊控制来说，隐喻常常是一种更为有效的思维和认知方法。

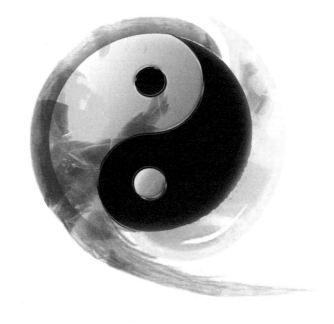

　　虽然我们到处都可以看到中西方人在思维方式上所表现出来的巨大差异性，基于这种差异，使得中西方人在不同的地域、不同的历史条件、不同的社会文化环境及不同的语义情景中创造和发展了从表象上看似乎很不相同的科学和艺术，但汉语和英语在作为思维元素和思维基因的"比较/ compare"语义上的高度一致性却清晰地说明中西方人的思维方式在其基本面上的相通性，而这种相通性正是源于西方的现代科学技术体系与源于中国的传统科学技术体系（如中医药学）具有相通性的基础和依据，也是我们将其统一起来，创造出全新的科学技术理论、方法和技术的基础和依据。

（一）比较性的思维方法和比较性的物质或生命运动机制

比较不仅仅是一种用于认知物质和生命的基本的思维元素和方法，而且也是物质客体或生命客体一种基本运动及其运动调控机制。比较是软性的，人用其去认知物质和生命的运动。但比较又是硬性的，它就存在于人要认知的物质或生命的运动之中。例如，电物理学中有一种被称为比较器（comparator）的电路，这种电路可以对两个或多个数据项进行比较，以确定它们是否相等，或确定它们之间的大小关系及排列顺序，将一个模拟电压信号与一个基准电压相比较，其两路输入为模拟信号，输出则为二进制信号，当输入电压的差值增大或减小时，通过比较使输出保持恒定。这种电路不仅其设计思想和原理是比较性的，甚至其电路本身也是比较性的。这比较器的两路输入为模拟信号，输出则为二进制信号。将输出量值与规定的参比值相比较，以产生一个差值信号（误差信号）的器件。当输入电压的差值增大或减小时，其输出保持恒定用比较的思维认知比较性的存在，或者说，也许正是因为物质或生命客体原本是在比较性中运动的，这种运动映射于人脑的发育和进化中，才在人脑中诱导形成了"比较"这样的思维元素。这真是一种非常有趣又令人异常困惑的事。

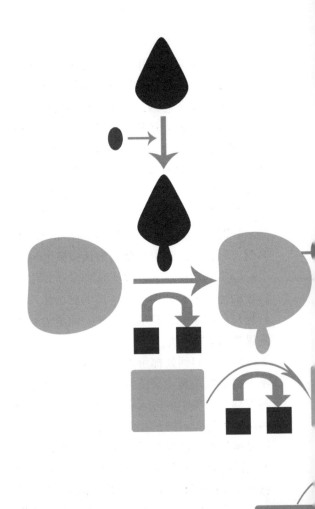

比较药理学

在生物医学体系中，基于比较性思维产生的学科是比较多的，如经典的像比较解剖学、比较内分泌学，新近的像比较基因组学等。比较药理学是一个新学科，对于包括中药、方剂在内的药物科学研究以及新药物的发现有重要的意义。

（二）相似性

宇宙中的万物运动之间存在着广泛的相似性。在这一相似性的世界中，人脑在系统进化或个体发育过程中与这一相似性世界的客体–脑循环映射是比较思维形成的一个十分简约而重要的生物演化机制。因故，相似性思维和判断就成了一种非常重要的思维方法，成为概念形成以及认识、揭示不同客体的物理运动（物理相似）、化学运动（化学相似），甚或生命运动（生命相似）规律的实证和数学方法的思维基础。现代科学中的许多前沿学科，如系统论、相对论、突变论、协同学、耗散结构、超循环论等就是基于不同研究对象之间不同层次物质运动规律的相似性而逐渐发展起来的。同时，科学家们也发展出了许多研究相似性的数学方法，如聚类分析、相似性的度量和搜索等。采用相似性度量和搜索的方法对不同生命基因编码序列的比对研究为人类认识生命和自己提供了许多有意义的生物信息。

自相似性

　　自相似性是复杂系统的总体与部分、部分与部分之间的精细结构或性质所具有的相似性，或者说是从整体中取出的局部（局域）包含有整体的基本信息，能够体现整体的基本特征，即形态、过程、信息、功能、性质、能量、物质（组分）、时间、空间等在几何或非线性变换下具有的不变性性质。自相似性有比较复杂的表现形式，而不是局域放大一定倍数以后简单地和整体完全重合。但是，表征自相似系统或结构的定量性质（如分形维数）并不会因为放大或缩小等操作而变化（伸缩对称性），所改变的只是其外部的表现形式。自相似性通常和非线性复杂系统、复杂网络的动力学特征密切相关。

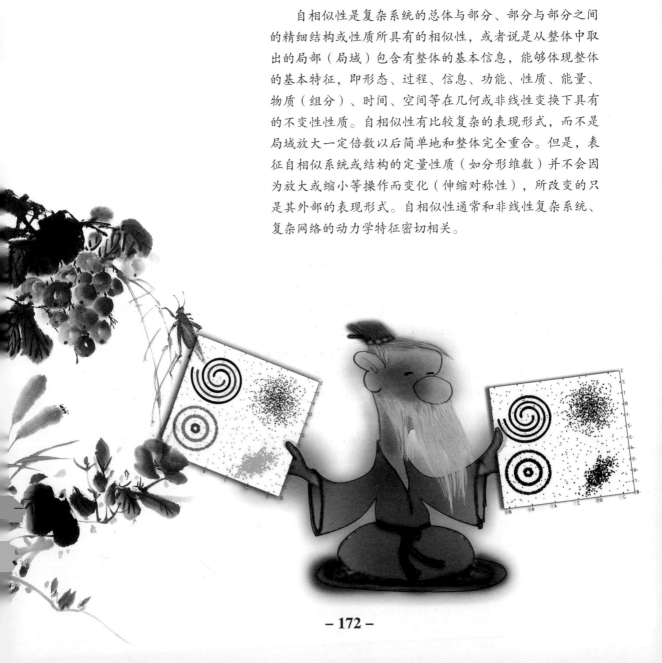

古今中外学者论相似

古时，孔子问子贡："我今天的成就是学习多的结果吗？"

子贡："是也！"

孔子："非也！"

子贡不解。孔子曰："吾乃一以贯之啊！"

《黄帝内经》说，"智者察同，愚者察异；愚者不足，智者有余"。

老子说，"多则惑，少则得"。"道生一，一生二，二生三，三生万物"。

荀子说，"千变万化其理一也"。

法国学者彭加勒指出，"世界上如果只有个体的差异而无相似的类，我们便不能生活，更无科学可言了"。

H·哈肯在《协同学》里描述，"系统从无序状态变为有序状态时，它们的行动显示出引人注目的相似性"。

著名哲学家培根说，"类似联想支配发明"。

科学家贝弗里奇说，"独创常常在于发现两个或两个以上研究对象或设想之间的联系或相似之点"。

五、问题

人对世间自在之物的好奇心激发"为什么"的思维，而探究行为则产生"是什么"的各种不同类型的探究活动。这样，问题就从中产生出来。

什么是问题？

这也是一个问题。

对此，我们可以分别从问题的汉、英语义及其比较语义学和科学的角度加以分析和理解。

在汉语的语义中，问题一词是由"问"和"题"组成的。问，如其形声，从口从目，就是把自己心中想知道或有怀疑的事物通过话语或观察去询问他人或内省自己以求知道的一种行动，是解难释疑的一个途径。所以，《说文》解问为"讯也"，问在于从问得讯。在中国传统的礼学教育中，对问的教育和学习作用非常重视，有多种古代经典中都有关于问的作用的论述。例如，《书·吕刑》中说，"皇帝请问下民"；《论语》中说，"问人于他邦"；《礼记·学记》中说，"善问者如攻坚木"；等等。

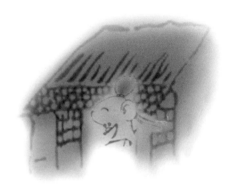

题，其本意为额头，"题，额也"（《说文》）。额为人之顶，于是，历代文人从题中不断地引申出开头和重点的语义，如题目、标题、书签等。

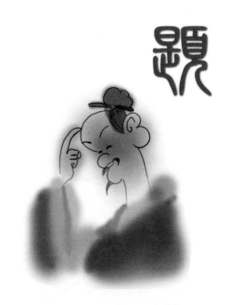

由此可知，问题就是通过问或观察事物或人物的要义以得其讯，反过来，问只有抓其要义，方可问得其讯。也就是说，问题，既包含了以求知道心中想知道或有怀疑的事物或人物的途径，即问，也包含了问的思维指向和所问对象的要义，即题。因此说，在汉语的语境下，问题既是一种学习和认知方法，一种学习和认知过程，而同时也是在学习和认知过程中得到的那些不识不知的或者不识不知然却想识想知的关于事物或人物的某些讯息。

再看英语，问题的英语作question，其中包含了以下几方面的语义（Arley Gray，Della Summers，《Longman Dictionary of American English》）：

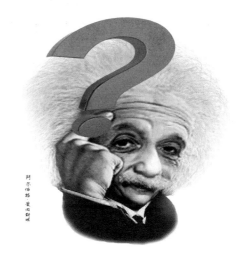

理论物理学家爱因斯坦说，"提出一个问题往往比解决一个更重要。因为解决问题也许仅是一个数学上或实验上的技能而已，而提出新的问题，却需要有创造性的想像力，而且标志着科学的真正进步"。

明代哲学家陈献章说，"学贵有疑，小疑则小进，大疑则大进，疑者，觉悟之基也"。

古代教育家孔子说：疑是思之始，学之端。

① to ask(someone) a question/questions
② to raise doubts about
③ a sentence or phrase which asks for information
④ a difficulty or matter to be settled;problem
⑤ doubt
⑥ call(something) into question to raise doubts about(something)
⑦ in question under consideration; being talked about
⑧ out of the question impossible

可见，汉语和英语关于问题一词的语义具有高度的一致性。中西方文化具有相当大的差异，但也有很多相同，而正是这种差异和相同才共同构成了文化交流的动力。文化，顾名思义，乃文所化，无论文化的差异性或相同性都常常编码在语言的语义之中，汉语问题和英语question的语义相同性是中西方文化相同性的一个例证。

问题，或出于疑问，或出于创想。问题的答案以及问题与问题之间的逻辑和形象联系就形成概念、知识或技术。知识积累多了，就集合成科学技术。问题是科学或技术的先导，在人类对世界和自己的发现、发明和创造过程中具有重要的地位，发挥重要的作用。

　　问题，有时候是独立的，但有的时候，问题与问题之间却是相互联系的。简单问题常常是独立的，或者单一影响和单一联系的，但复杂问题常常呈现错综复杂的相互影响和相互联系，且这种影响和联系是呈非线性变化的，构成一个非线性动态变化的问题网络。科学问题，包括社会科学和自然科学中的所有科学问题，都是这样一些复杂的问题网络。

　　　　在数学领域中，维特根斯坦是大哲学家穆尔的学生。

　　　　（剑桥大学）

　　　　有一天，罗素问穆尔："谁是你最好的学生？"

　　　　穆尔毫不犹豫地说："维特根斯坦。"

　　　　穆尔说："因为在我的所有学生中，只有他一个人在听我的课时，老是露着迷茫的神色，老是有一大堆问题。"

　　　　罗素也是个大哲学家，后来维特根斯坦的名气超过了他。

　　　　有人问："罗素为什么落伍了？"

　　　　维特根斯坦说："因为他没有问题了。"

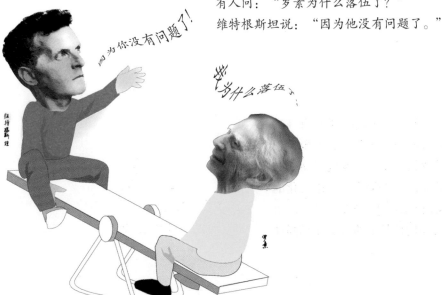

孔子好问

在我国的历史上，历代很多学者都尊奉孔子为"圣人"。然而孔子却认为，无论什么人，包括他自己，都不是与生俱来就有学问的。

一次，孔子去鲁国国君的祖庙参加祭祖典礼，他不时向人询问，差不多每件事都问到了。有人在背后嘲笑他，说他不懂礼仪，什么都要问。孔子听到这些议论后说："对于不懂的事，问个明白，这正是我要求知礼的表现啊。"

那时，卫国有个大夫叫孔圉，虚心好学，为人正直。当时社会有个习惯，在最高统治者或其他有地位的人死后，给他另起一个称号，叫谥（音shì）号。按照这个习俗，孔圉死后，授于他的谥号为"文"，所以后来人们又称他为孔文子。

孔子的学生子贡有些不服气，他认为孔圉也有不足的地方，于是就去问孔子："老师，孔文子凭什么可以被称为'文'呢？"

孔子回答："敏而好学，不耻下问，是以谓之'文'也。"意思是说孔圉聪敏又勤学，不以向职位比自己低、学问比自己差的人求学为耻辱，所以可以用"文"字作为他的谥号。

从孔子的这番话，引出了"不耻下问"的成语，并成为先师教育后人的一个谆谆教诲。

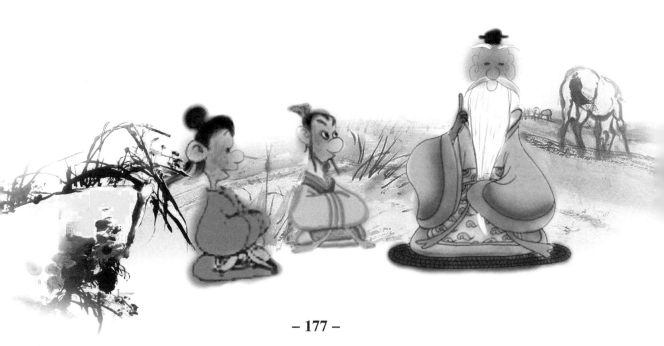

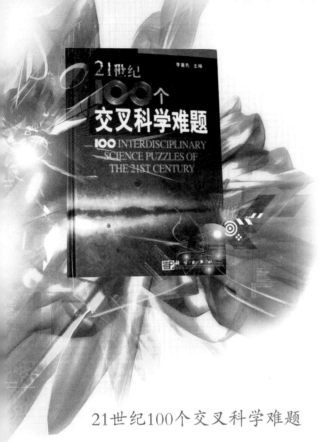

21世纪100个交叉科学难题

  2005年，由包括23位院士在内的我国133位科学家共同提出了《21世纪100个交叉科学难题》，这些科学问题涵盖了宇宙起源、物质结构、生命起源和智力起源四大自然科学领域，包括了宇宙中正反物质不对称和暗能量、极高能宇宙线、宇宙中的生命、作为生命起源标识的分子手性起源、日地系统扰动、软物质、量子信息、纳米颗粒的毒性、非生物成因天然气、细胞进化论、第三遗传密码、混合计算、基因社会学等，极富前沿性、启发性和先导性。

  对于为什么仅仅是一些科学问题的提出就能具有重大的意义的问题，中国科学院科技政策局研究员、该书主编李喜先说："科学系统的发展就是不断地始于问题和终于问题的过程。因此，在科学系统中，有无科学问题，特别是有多少重大科学难题，是判断未来科学发展的趋势和科学革命存在性的重要标志。"

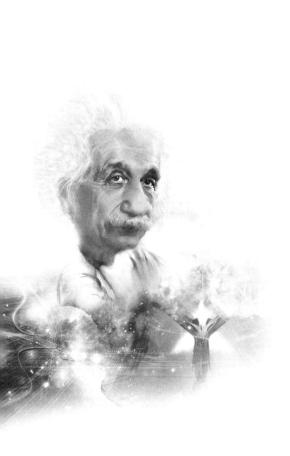

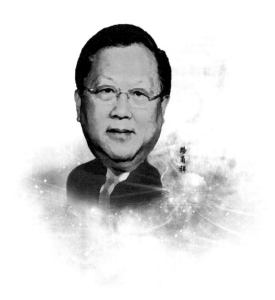

科技创新与科学问题

爱因斯坦说："提出一个问题，往往比解决一个问题更为重要。"他本人正是因为提出了解决牛顿力学体系中存在的问题或矛盾而建立了相对论。数学家希尔伯特在1900年提出的23个数学问题，对20世纪数学的发展起到了重大的推动作用。

中国科学院院长，中国科学院院士路甬祥在为该书所作的"序言"中也提到提出问题对于科学的重要性：许多科学哲学家都认为，科学问题是科学发现的逻辑起点，一切科学研究、科学知识的增长就是始于问题和终于问题的过程；旧的问题解决了，又引出新的、更深刻的问题……因此，善于和勇于提出科学问题，用科学批判和理性质疑的科学精神去审视旧的科学问题，充分发挥创新性的想像力去提出新的科学问题，尤其是提出大跨度、综合而复杂的重大交叉科学难题就显得更具有意义了。

六、科学技术

问题、问题的答案以及解决问题的方法的集合形成概念，系统的概念形成知识，知识的集合就构成科学技术。

科学是我们对每天看见或凭借其他感觉所感受到的事物的一种特别的解释，它起源于一个问题的出现和我们对这个问题的好奇心和探索精神。在我们每天看见或凭借其他感觉感受到的事物中，有些常常会令我们奇怪，我们不能用已有的或通常的理论解释，于是，我们去努力地思考或更仔细地观察，希望能够解除萦绕在我们心中的奇怪，但如果这样还仍然不行的话，有的人会就此放弃，但在科学家那里就会激发出某些想象。他们会问：我们是不是需要以另外一种不同的方式和方法去认识这些问题呢？然而，这种新的方式和方法以及由此得出的解释和结论在起初往往会受到挑战。纵观科学技术的发展史，我们发现，科学技术的学科分化，是通过细化研究对象、与其他学科杂交交叉以及不同学科之间的相互比较三种方式进行的，这也是科学技术发展的一个显著特征。

中医药学就是科学技术这棵庞然大树上的一个分枝。对于量子力学在经典物理学基础上的出现，著名物理学家理查德·费曼（Richard Feynman）说，"……我想我可以有把握地说，没有人理解量子力学"。

科学技术就是这样一个不断生长、发育和分化，又不断经受批判和自我批判而成长起来的知识体系。

科学技术原本是源于满足人的生物性需要而产生的，但却出乎人类的意料，科学技术从远古的神话中脱胎出来发展至今，更具有了一种创造人类新的生物性、社会性和心理性需求以及超越这些需求的巨大魔力。科学技术在为人类带来巨大益处的同时，对人的风险也日益显现出来。同时，科学技术还满足人类充满好奇心的那个大脑的求知欲望，令其得到美的满足。这使得科学家们和普通公众不再只襟怀对益处的期望，而且也用风险和美学的眼光看待科学技术的发展。

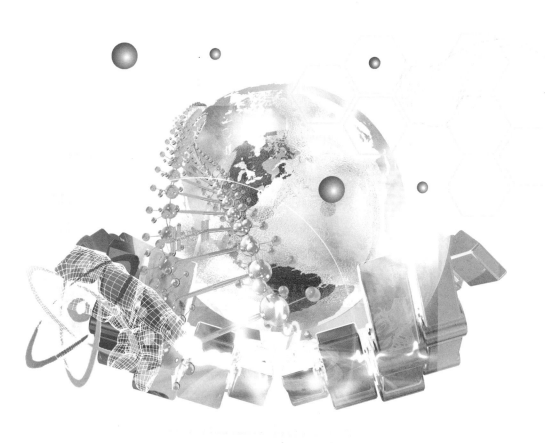

　　从古至今，科学技术体系已经变得十分庞大，犹如一棵庞然参天的大树，其"根系"和"枝叶"长入了自然、社会和生命体的各个部分，成为推动自然改造、社会变革和认识生命的强大动力源泉。不仅如此，科学技术也成了影响人类自己的进化进程，"雕塑"自身的生物、社会和心理行为品性的一个精巧的工具。

　　沿着人类从动物中分离出来并走到今天的全部历程，我们几乎到处和时时都能够发现，自然、社会和人本身的一切都已经发生了很大的变化，并且还在继续发生着深刻的变化，此间，科学技术是促成这种变化的重要力量。

七、中医药学

中医药学是人类创造的整个科学技术的一部分，是整个科学技术体系中一个起源和发展历史都非常悠久且独具特色的学科。

像其他科学体系中的学科一样，中医药学也是一个具有不断发育分化特质和能力的学科。回顾中医药学的发展历史，我们很容易看到，在中医药学的早期发展中，就已经非常清晰地分化形成了医学和药学两大分支。

总结一下中医药学的学科体系，其大致可以分为以下五部分。

（一）基础医学和基础药学

《黄帝内经》是中医药学中医学和中药学共同的理论经典，通过后世医家从勤于实践中的不断注释解读和发展（如《类经》等），逐步形成了完整的中医药学的基础医学和基础药学体系。

（二）药学及临床药学

《神农本草经》《本草纲目》等是中医药学的药学经典。同样，这些经典也通过后世医家和药学家从勤于实践中的不断注释解读和发展（如《本草拾遗》《药性论》《日华子本草》《开宝本草》《汤液本草》等），逐步形成了完整的中医药学的药学体系。中医药学中的药学是以人作为对象进行药物功效研究的，是紧密融于临床医学之中而发展的，所以，没有像源于西方的药物科学那样，历经了从实验药学（包括药理学、药物化学、药物制剂学）到临床药学的发展，也没有能够分化出实验药理学、药物化学、临床药理学等这样的现代药物科学的分支学科。但是，我们看到，传统中药学的现代发展正在迅速地将这些分支学科从中药学中分化出来。

基于传统中药学的现代发展的学科分化，传统中药学直接以人为对象和基于临床的药物功效研究及其所获得的结果，为今天和未来的药物科学家们寻找新药提供了一个巨大的"先导化合物库"，正在为今天和未来的药物科学家们寻找新药提供一种全新的研究模式和技术路径，中华民族也将因此而站在未来药物科学的高端和前沿。

（三）方剂学

中医药学的药学与源于西方的药物科学不同的另一个显著特点是"方剂"的发明和应用。从单味药的"药性"理论和应用发展到多味药的配伍理论和应用，中医药学发明了"方剂"这一独特的用药形式，发展了许许多多不同的方剂，形成了系统的方剂学理论体系。在方剂学的发展过程中，还逐步分化形成了"经方"的概念。"经方"是方剂学中一类更具独特性的方剂，在中医药学发展的历史中，以配伍简约、严谨、有效而著称。"经方"虽然形成于2000多年以前，然采用现代药理学和药物化学的方法对许多"经方"进行的研究却论证了其药味和药量配伍的唯一性，从而不仅在实验药学的基础上重新验证了"经方"配伍的合理性和有效性，而且也使"为什么古人能将中药配伍的如此严谨、合理、有效"成为一大科学之谜。虽然方剂学是一个在源于西方的药物科学发展史上和现代药物科学中找不到的学科，但随着组合化学、多组分反应（MCR）等新兴化学理论、方法和技术的发展，方剂化学成了药物化学中一个全新的学科和极富吸引力的研究领域，方剂也被认为是发现新药的一个最佳模板和新途径。与此同时，网络药理学或多向药理学的发展在为基于临床的方剂学提供新的药理学理论和方法验证的同时，方剂学也正在为这些新兴的药理学研究领域及其寻找新药的开发性研究提供不同寻常的经验、方向和方法。

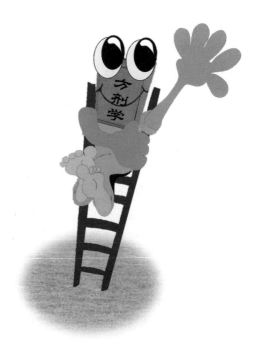

（四）临床医学

《伤寒论》《金匮要略》《温病条辨》是中医药学的临床医学经典，同样，通过后世医家从勤于实践中的不断注释解读和发展（如《伤寒来苏集》等），逐步形成了完整的中医药学的临床医学体系。在临床医学体系中，在古代就已经分出了诸如外感病（如《伤寒论》《温病条辨》等）、内伤病（如《金匮要略》等）、外科（如《外科正宗》等）、骨伤科（如《伤科汇纂》《仙授理伤续断秘方》等）、妇（女）科（如《妇科玉尺》《傅青主女科》等）、儿（幼）科（如《幼科发挥》《幼幼集成》等）等不同的临床分科。

（五）经典中医药学与现代中医药学

至今，我们已经隐约可以辨认出经典中医药学与现代中医药学的分野，而现代中医药学的许多新的学科正在经典中医药学与现代科技的多学科交叉的边界上分化出来。

由此看来，中医药学不仅不是一个没有分科的知识体系（分科是近代意义上科学概念的一个特征），而且其分科的轨迹还与现代生物医学表现出了大致相同的运行规律。需要特别指出的是，在中医药学的学科发展和分化中，表现出了如下所示的几个与现代生物医学不尽相同，具有自己鲜明特质的思维方式。

基础医学与临床医学一元化；身-心一元化；理-法-方-药一元化；天-人一元化。

基于这些思维方式，中医药学形成了自己独特的理论（医学理论和药学理论）及其方法和技术（临床诊断方法和技术、治疗方法和技术、药学方法和技术等）体系。

在注意到中医药学的这些思维特质的同时，我们也注意到，这些思维特质虽然在现代生物医学过去的发展中有所缺失，然而现在却正在飞速地成长起来，并且表现出与经典中医药学极大的相似性。可以预言，由此将推动传统中医药学与现代生物医学的不断融合。面对神秘和充满诱惑力的生命的研究，心怀采用更为安全有效的方法预防和治疗人类疾病的希望，为了人类身心健康地生活和工作，传统中医药学和现代生物医学和药学将在各自发展的道路上"殊途同归"！

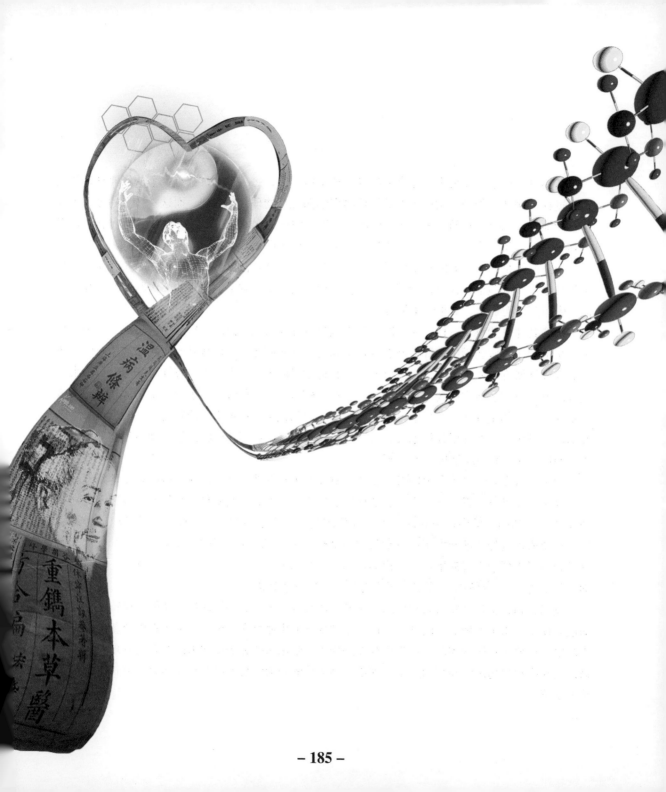

八、中医药科学中的"诺贝尔奖"问题

考察自然科学的发展史，在庞大的自然科学体系中，每一个学科都有一个从经典到现代的转变过程，例如，物理学发展史上的经典物理学向现代物理学的转变，而这一转变的原动力就是不断地发现和提出新的问题，如促成经典物理学向现代物理学转变的三大发现（电子、X–射线和放射性）和两朵"乌云"（"以太漂移"的"零结果"和黑体辐射的"紫外灾难"）。

中医药学是一个古老的科学体系，其理论和临床诊断及治疗方法来源于临床实践又历经几千年临床实践的验证，并且近代还历经了在现代生物医学基础上的大量的二次验证性研究，所以，中医药学无疑是一个非常经典的科学。

正像其他自然科学一样，在中医药学中也自然存在从经典向现代转变的趋势力，这种趋势力就是潜含于中医药学中的许多潜在的科学问题。这些问题既可以从基于实验和临床对中医药学的验证性研究中发现出来，也可以通过与其他学科的理论和方法的比较性研究中发现出来。这些能够用以与经典中医药学理论和方法进行比较研究的学科既包括了经典生物医学中的许多基础性学科（如生理学、解剖学、组织胚胎学、生物化学、病理学、药物化学、药理学等）以及临床医学中的诊断和治疗技术及方法，但更多地包括了许多非生物医学但却与生物医学密切相关的许多交叉和边缘学科。

就像大脑在思维过程中可以形成新的突触及其突触联系一样，这些学科既紧密地延伸和涉及生物学、物理学、化学、天文学、地理学、数学这些经典的基础科学和技术，也紧密地延伸和涉及这些基础科学中许多新的发展，如像现代物理学的相对论、对称论、量子论、混沌论等，更紧密地延伸和涉及了生命科学与这些基础科学及其现代发展的许多交叉学科和技术，如分子和量子生物学、混沌生物学、化学生物学、纳米生物医学、分子和量子药理学、相对生物学、分子遗传学、对称生物学、分子生态学、生物信息学等。

我们看到，正是这些新兴学科的快速发育成长构成了生命科学现代发展的重要特征，并生动地展现出其未来发展的"图画"。这一系列新兴的生命科学理论和技术正在以全新的思维方式修复在经典生物医学和药物科学中存在的理论、临床诊断和治疗技术以及新药发现模式的缺陷，正在推动生物医学和药物科学的理论、临床诊断和治疗技术以及新药物研究模式悄然发生重大变革。

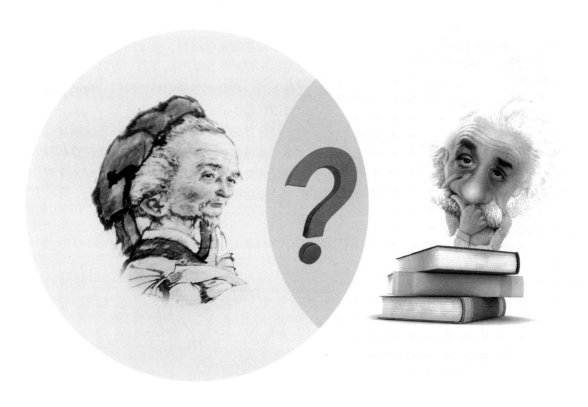

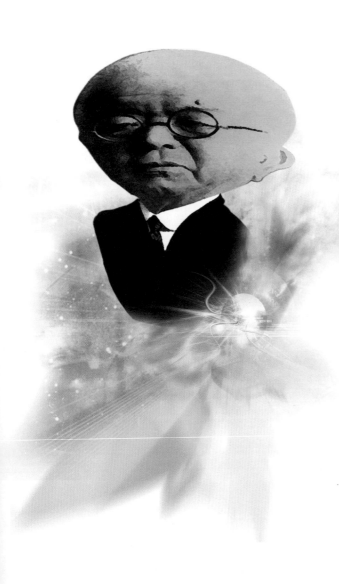

　　一个特别引人入胜的情形是，正是在这些新兴生命科学理论和技术的发展中，我们重新发现了中医药学的思维方式、基本理论及其临床诊断和治疗方法的"身影"，它们之间呈现出的极大相似性常常令我们如同看到"金字塔"那样感到惊奇不已！也正是基于这些相似性的研究，我们发现了在其中的一系列新的生命科学或生物医学问题。这些问题处于中医药学与许多新兴生命学科交叉的"边界"，为中医药学与这些新兴生命学科之间的"通讯"或"对话"提供了一个"接口"。

　　对比"诺贝尔奖"历史上那些已经颁发的"生理学或医学奖"项目，我们又觉得这些问题又是那样富有"诺贝尔奖意义"，以至于我们对此是那样的充满好奇心和探究兴趣。

"以毒攻毒"
与第一个诺贝尔生理学或医学奖

　　世界上第一个诺贝尔生理学或医学奖是颁发给Emil A.von Behring的，用以表彰他在发明破伤风抗毒血清方面做出的重要贡献。

　　Emil A.von Behring出生于1854年3月15日，父亲是一名中学教师，是家中的老大。1874年，他就读于军医学院，毕业后到部队去做军医。在做军医的时候显露了自己的才能，从而被选派到Binz在波恩的实验室学习实验方法。1889年，Behring随着Koch到了柏林的传染病研究院，并在1890年加入Koch的实验室。在这里，他遇到了另一位伟大的细菌学家——北里柴三郎。

1889年，分别来自东西方的北里柴三郎和Emil A.von Behring在Koch实验室相遇。他们二人的关系很融洽，有时会一起散步。有一次，北里向Behring提到了中医学中的"以毒攻毒"治法。受此启发，同年，Behring在德国医学年会上提出了"抗毒素免疫"的概念。后来，在Paul Ehrlich的帮助下得到了纯化的白喉抗毒血清，并进行了深入的研究。1890年，Behring和北里共同发表了他们的研究结果。

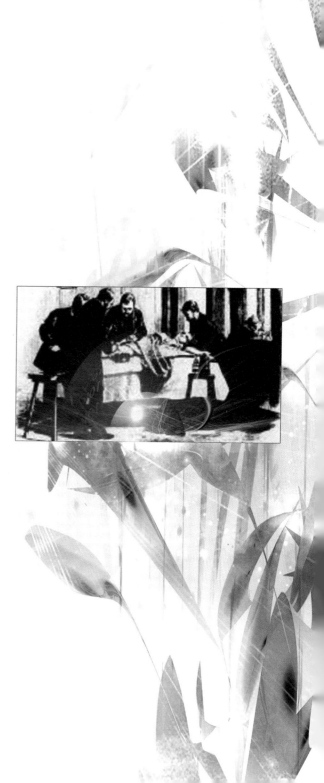

1891年12月20日，在柏林大学附属诊疗所的儿科病房里躺着一位濒死的白喉患儿。Behring找到已经绝望的患儿父母，告诉他们自己有一种从未尝试过的新药，患儿父母也同意做一次"死马当活马医"的尝试。于是Behring给患儿注射了一针白喉抗毒素血清，第二天病情明显好转，四天后孩子的父母在病床边同女儿庆祝圣诞，一周后患儿就出院了。这次医疗活动被称为"圣诞大拯救"而名垂青史。很快，Behring使用相同的方法得到了破伤风抗毒血清，并因此于1901年获得诺贝尔生理学或医学奖。这是诺贝尔颁奖历史上第一个生理学或医学奖。之后，在Behring的后半生，他因经营抗毒血清而极为富有，在马尔堡置办了大量的地产和农庄，养了很多牛。不过他养牛的目的并不是为了做乳品商人，而是利用牛做动物模型来研究结核病。

附录

Appendix

中医药科学
前沿问题

The frontier Questions
of TCM Science

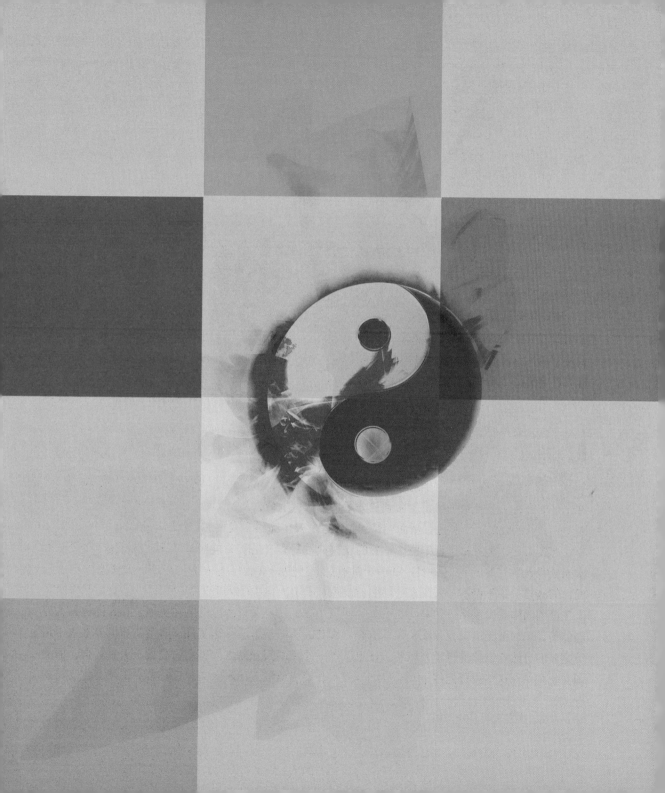

> 如果我们努力并且善于在经典中医药学与现代生命科学的学科交叉领域进行研究和探索的话，那么，我们就会发现在那里潜藏着许多新的生命科学问题。
>
> ——作者题记

中医药科学中的"诺贝尔奖"问题(一)*
——中药与方剂学：新药物的研究

诺贝尔奖从设立至今已经有一百多年的历史了。一百多年来，诺贝尔奖对于推动人类文明的进步发挥了巨大的作用。在诺贝尔自然科学奖的颁奖历史上，尽管也出现过一些不尽如人意，甚至是有损其声誉的事件，从而引发了不少关于对诺贝尔自然科学奖的非议，但迄今为止，诺贝尔自然科学奖仍然是举世公认的关于自然科学领域的最高奖。每个国家不论其社会制度和意识形态如何，都以能有诺贝尔奖获得者而感到荣耀。在一定程度上，诺贝尔自然科学奖已经成为衡量一个国家科学教育发展水平的一个重要标志。

诺贝尔生理学或医学奖是诺贝尔自然科学奖的重要组成部分。在过去的年代里，已经获得诺贝尔生理学或医学奖的项目基本覆盖了基础医学、临床医学、预防医学以及与医学学科交叉的许多生物学领域。纵观诺贝尔生理学或医学奖的获奖项目，可以较清楚地划出一条从应用性研究到基础性研究，从器官水平认识生命到从分子水平认识生命，从医学学科的独立研究到医学科学的多学科交叉研究的历史轨迹，从而构筑起生物医学及生命科学发展的一座座里程碑。

迄今为止，诺贝尔生理学或医学奖的获奖项目基本上是欧美科学家完成的，而我国还没有科学家获得此项奖励，这对中国这样一个具有悠久历史，并曾经为人类创造过巨大文明的国度来说，的确是一个不得不令人深思的问题：难道是欧美人比中国人更优秀吗？显然不是！有不少华人在美国同样获得了诺贝尔奖就是一个证明。实际上，是大量的投资（在美国，有媒体称其为万能的美元）加上美国文化（在美国，有媒体称其为美国梦）孕育出了许许多多荣获世界上这一最负盛名的自然科学奖的科学家和获奖项目。美国通过国家和私人向基础研究投入大量资金，而美国文化则保证这些投资能用于资助那些最优秀和最杰出的人而不去搞论资排辈。美国文化支持着

注：本文首次发表于《山西中医学院学报》2002年第3卷第1期，1-3

科学研究中的鼓励创新精神和向各种已知的结论或未知的问题提出挑战和疑问，并朝着新领域迈出新的一步。美国文化还支持着注重独立思考而轻视机械式学习的教育模式。曾任美国国家科学基金会主任的丽塔·科尔伟尔在谈到"诺贝尔奖为何经常光顾美国人"这一问题时曾说："如果按照人口数量来统计，中国有15个爱因斯坦，印度有10个，美国只有3个。"这句话既风趣，却又寓意深长。

如果对那些已经获得诺贝尔生理学或医学奖的获奖项目"之所以获奖"的原因进行某些剖析的话，那么，我们就可以发现，能够提出一个科学问题或假说对于这些项目能获得具有诺贝尔奖价值的研究结果来说是一个非常重要的基础。这正如著名理论物理学家爱因斯坦所说的那样，对于科学研究，有时候提出一个问题往往比解决一个问题更为重要。

我国具有历经几千年的时间和依靠大量个体试验验证的独特的中医药学，中医药学近代的发展已经并正在表明，经典中医药学中潜藏着许多新的和具有前沿性的生物医学问题，在这些问题中，有的是现代生物医学尚不认识而中医药学却为其提供了新的研究思路和方向，有的则向现代生物医学提出了疑问，还有的其本身就是一个很值得研究的科学假说。

百年前的第一年，诺贝尔奖委员会把第一个生理学或医学奖授给了德国科学家埃米尔·柯道夫·冯·贝林，表彰他创造了血清疗法，并将这一疗法成功地应用于治疗白喉。这也许是许多人都知道的事，但可能却很少有人了解血清疗法是源于贝林从他的日本好友北里柴三郎那里了解到的中医学有关"以毒攻毒"治疗原理的启发。百年后的今天，我们提出一些中医药学中的"诺贝尔奖"问题，希望这些问题的讨论对于实现中国人在不远的将来获得诺贝尔生理学或医学奖的梦想能有所裨益。

中药：一个巨大的关于新药设计的先导化合物库

在诺贝尔生理学或医学奖获奖项目中，有许多关于新药的研究项目。抗菌药物磺胺药、青霉素和链霉素，局部麻醉药琥珀胆碱，β-受体阻断剂心得安等都曾获得了诺贝尔生理学或医学奖的殊荣。分析这些获奖项目，可以看出其都有一个共同的特点，即紧密针对当时某些重大疾病治疗的临床需要。

在过去的世纪里，由于免疫学和抗菌药物以及麻醉药物和外科技术的发展（这些研究领域均有诺贝尔生理学或医学奖获奖项目），曾经是严重威胁人类健康的急性传染病以及外科疾患得到了有效的控制，但与此同时，人类却受到了许多慢性心身性、遗传性、环境性、精神性以及免疫性疾患的威胁，寻找这类疾病有效的治疗，特别是有效的预防药物，是现代生物医学面临的紧迫课题。

无论是中医药几千年的临床经验，还是现代大量有关中医药的临床研究均表明，对于这类疾病治疗和预防药物研究，中医药学凸显出较现代医学和药学更大的优势：中医药理论及其现代研究不仅可为其提供新的思维方法，而且也可为其提供新的药物作用靶向，而在中医药学关于中药方剂临床用药经验基础上的中药化学和方剂化学的研究更能为新药筛选提供许多新的先导化合物，中药学经典的制剂技术以及多样化的给药途径也为药物新剂型和新的给药途径研究提供了经验模板。如果在这方面研究中能大力利用现代新药设计方法（如QSAR、CADD、3D-QSAR、HTP、SBDD等），相信必然会导出一系列新的药物设计（de nove drug design），这无疑有利于药物科学家们以较低的成本和较快的速度研制出许多新的有效药物。

方剂药理学和方剂化学：新复方药物及其药物接合化学

方剂学不仅首先提出了配伍，而且提出了剂型对药物疗效的影响的概念，尽管中医药学也用单味药治病，但常常也是将其作为方来使用的，并称其为单方。可见，不仅用复方，而且用一定的方法将其复方制成一定的剂型（如丸、散、膏、丹等）使用，是中医临床用药的一个显著特征。正因为如此，在中医药学的发展历史中，中医药学建立了完整的中药配伍作用理论及其方法体系，提供了成千上万的中药配方实例。

与此相反，在临床使用单一化学药物治疗疾病，则是西医临床用药的基本特征。到20世纪末，这种用药方式的内在缺陷日益引起医学家和药物学家们的注意：在临床方面，单一药物的使用或表现出较大的毒副作用，或表现出较低的疗效，或容易出现耐药性。在药物学方面，单一药物由于其药物动力学参数的限制（如肽类或蛋白类药物的生物半衰期极短等），常常使这些单一药物很难在临床应用。因此，有关化学和生物药物的配伍研究在近年来已成为药物科学一个令人关注的研究领域。目前，这一领域已经从药物的物质配伍发展到了药物的分子配伍。作为药物物质配伍的实例，用磺胺药物与磺胺药物增效剂复合成复方制剂可能是一个较为早期的例子。近来，在这一方面的研究例子还有将蛋白质药物与蛋白分解酶抑制剂配伍以减少蛋白质在消化道的破坏，将硝酸甘油与N-Acetylcysteine配伍以增强其减少心血管疾病突发事件发生率的疗效，并降低机体对硝酸甘油的耐药性等。作为药物分子配伍的实例，利用化学和物理学方法将小分子药物高分子化近来已经形成了一个最为活跃的研究领域，也构成了设计、研究和开发新药一个最有希望的途径。

在这种背景下，重新认识中医方剂学的理论和实践，让我们感到的绝不仅仅是只靠感性思维方式去玩味传统中医学有多么的伟大，而是对在方剂学中潜藏着的许多有关现代药物学的科学内涵的一种理性思考：借鉴方剂学的理论和配伍经验，我们不仅可能会找到更多的和更有效的化学和生物药物的新复方，而更为诱人的是，在中药使用中存在的天然高分子活性物质与其小分子次生代谢产物之间发生的分子配伍。在中药及其方剂化学研究中，虽然人们目前关注的只是那些小分子次生代谢产物，但也许正是基于这种分子配伍而形成的天然高分子物质以及这些高分子物质在生物进化过程中与机体内高分子化学物质形成的生物相容性和互补性才真正是中药或方剂药理作用的奥秘。很显然，这一方面的研究，既有利于在分子水平推进中药和方剂化学及其药理学的研究，更有利于现代药物科学从中发现新的接合有小分子活性成分的高分子生物活性物质，促进药物接合化学（pharmcoconjugate chemistry）这一新兴药物化学学科的形成、发育和成长，并研制开发出更有效的天然高分子药物。

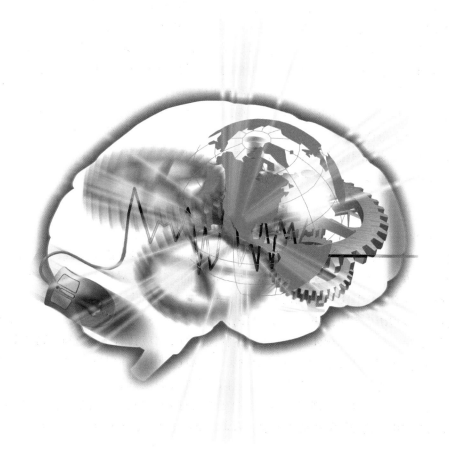

中医药科学中的"诺贝尔奖"问题(二)*
——辨证诊断和穴位诊断:全新诊断模式、方法和技术的研究

在上一篇有关中医药科学中的"诺贝尔奖"问题的讨论中,我们提出了从中医药学关于中药与方剂学的理论及临证经验中开发具有"诺贝尔奖"意义的新药和发展新兴药物学科的问题。在这一篇中,我们将提出并讨论有关中医诊断理论、诊断方法和技术中的"诺贝尔奖"问题。

在诺贝尔生理学或医学奖的获奖项目中,关于疾病诊断技术和方法的研究占有重要的地位。德国乡村医生科赫发明细菌固定培养法,美国学者恩德斯改进病毒培养技术,美国物理学家科马克和英国工程师洪兹菲·科德发明CT技术等都是与疾病诊断技术和方法研究有关的获奖项目。对这些项目之所以能够获奖的原因进行的分析,常常可以告诉我们究竟应该怎样从中医药科学中发现和研究有关诊断技术的"诺贝尔奖"问题。提出、寻找、理解并力图解决这些问题,绝不只是对经典中医诊断方法与技术的一种简单验证,而更重要的是对它的一种重新发现。同时,我们也希望这些被重新发现的问题能对未来医学临床诊断技术和方法的发展和变革产生积极的影响,甚至从其中创造出全新的诊断模式、理论和方法来。

临床诊断模式、理论与方法:中医学和现代医学的差异

如果对目前在临床上普遍应用的有关经典中医学和现代医学的诊断技术和方法进行仔细分析和比较的话,我们就可以发现,无论是诊断方法及技术的理论基础和思维模式,还是在临床上应用的具体的诊断方法,中医学和现代医学都有很大的不同。这种差异包含并且反映出经典中医学和现代医学对"什么是病"这一问题在根本上的认知差异。

自然科学的发展历史表明,任何一门学科的发展,都会受到先于它出现和与它同期发展的其他学科的影响,医学科学也不例外。实际上,现代医学的发展极其明显地受到了物理学、化学等学科的思维模式、理论及其方法和技术的深刻影响,而这种影响在促进医学科学不断进步的同时,也常常使其发生思维"易位"或"缺失",因此形成了过度依靠抽象思维而忽视感性思维的意义和作用的思维定势,从而使现代医学对生命或疾病的认识以及医学科学和技术的发展在许多方面受到了某些局限。这种局限在现代医学的临床诊断技术和方法中同样有所表现。

注:本文首次发表于《山西中医学院学报》2003年第4卷第1期,1-3

在西方，由于光学和电子显微技术的进步及其光学和电子显微仪器的出现，使人们发现了一个用肉眼难以看到的新的物质"大陆"。随着这一技术在医学科学中的应用，使得医学家们能够观察到在疾病条件下机体组织细胞的普通结构及超微结构的形态学变化，因此，疾病与组织细胞形态改变相联系的观念被牢牢地定势在许许多多医学家的思想中。自德国著名病理学家魏尔肖的细胞病理学开始至今的几百年来，这一关于疾病的观念牢牢地占据着每一个医学家的思想。因此，由现代医学发展起来并在临床广泛应用的诊断技术和方法（包括病理及影像诊断、生化诊断和物理诊断等）均是以器官或组织细胞的形态学变化作为基本的诊断依据。

与此不同，在中国，中医学的诊断理论及技术却在另一种思维模式中，沿着另外一条道路被建立了起来。

概括而言，中医学最主要的，也是中医临证必用的诊断技术和方法是以利用四诊方法获取证候信息的辨证诊断。此外，中医学还以辨证诊断为基础，以体表–内脏相关理论为指导，创造了穴位诊断方法。

与现代医学的诊断技术或方法相比，中医学的诊断技术或方法具有以下显著特点：

与现代医学的诊断方法不同，辨证诊断以机体的代谢及功能变化为依据，与以形态学变化为依据相比具有诊断时间上的早期性。

证型变化表现出显著的多态性，与此相应的临证诊断具有鲜明的个体化特征，与疾病和正常条件下在分子–量子水平生命活性分子的结构和功能状态表现出的多态性相同一。

注重疾病发生发展的始态和终态，而较少关注其过程，与生物热力学的系统状态识别方法相一致。

有效利用机体在疾病条件下的输入和输出信息，具有显著的系统辨识思想。

中医学的辨证理论及辨证诊断方法中的这些思维模式和方法代表着未来医学临床诊断技术的一个全新的发展方向，即以机体在分子–量子水平生命活性分子的结构及功能状态辨识为基础的生物信息诊断、生物数理诊断和生物热力学诊断方法和技术。这一方法与技术预示着未来的临床诊断方法和技术将突破以形态变化为依据的诊断模式，从而使人们能够更为早期地发现相关生命活性分子结构和功能的异常变化，并进行相应的分子营救和代谢修饰，从而使疾病得到早期诊断和早期治疗。这不仅会使医学科学对关于疾病的认识发生变革，也无疑将使临床诊断学和治疗学发生深刻的变化。

20世纪末，PET代谢成像技术出现以后，有人预言，PET技术对于揭示中医证本质的研究将发挥重要的作用，这固然不错。然而，与其说PET技术在中医证研究中具有验证性意义，倒不如说中医学辨证诊断技术的研究可能将使人们发明出更有意义的"PET"诊断技术来。

辨证诊断：一种数理生物学和生物热力学的诊断模式和方法

证的时空病理学属性

证是中医学一个独有的病理学概念。按照中医学的证和辨证理论，证具有显著的时空物理学属性。

关于证的空间属性，可以描述为证中包含了病因、病位、病性、病势以及疾病条件下机体的内在状态等因子。关于证的时间属性，可以从两个方面进行描述：一是证常常与疾病的一定阶段相联系，证因体内外许多因素的影响常常发生变化，同一疾病条件下，此时与彼时的证可能相同，但也可能极其不同。在病程的时间坐标上，证的空间属性是流动的和变化的。二是证会受自然环境、四时、五运六气的影响而变化。证的这些时空属性的不同组合，就构成了证型，而所谓辨证就是利用证像（证候）对证时空属性的辨识。所以，大凡历代著名医家，不仅在辨证理论的塑造上十分重视证的时空特性研究，而且在临床实践中也都能极其巧妙地辨识证中所包含的空间和时间属性。

例如，张仲景被历代医家公认为是奠立中医辨证施治理论和方法的鼻祖。仲景无论是以六经辨证论伤寒，还是以脏腑辨证论杂病，都反映出了他对证时空病理学属性的精巧辨识。以下以太阳病为例，说明仲景对证时空病理学属性的辨识过程。

关于太阳病证的空间病理学属性，仲景以"脉浮，头项强痛而恶寒"证像辨识邪在太阳的病位。以"发热汗出恶风，脉缓"证像辨识为太阳中风，以"或已发热，或未发热，必恶寒体痛呕逆，脉阴阳俱紧"证像辨识为太阳伤寒，以"发热而渴，不恶寒"证像辨识为太阳温病，而"发汗已，身灼热者"为风温，以"关节疼痛而烦，脉沉而细"证像辨识为太阳湿痹。另外，仲景还通过证像辨识的方法给出了太阳病的桂枝汤、麻黄汤、葛根汤、青龙汤、五苓散、十枣汤、陷胸汤、泻心汤、抵当汤证及火逆诸证、痉湿暑证等十一个证型。

关于太阳病证的时间病理学属性，仲景从两个方面进行辨识。一个是从天人相应的关系中辨识太阳病证的"欲解"时辰。因"巳午为阳中之阳，故太阳主之，至未上者，阳过其度也，人身阴阳，上合于天，天气至太阳之时，人身太阳之病得藉其主气而解（清·柯琴《伤寒来苏集》）"。因此，"太阳病，欲解时，巳至未上"。另一个是在病程的时间坐标上辨识太阳病证之局，包括病位从太阳至阳明的转属和太阳自经各证的变化。转经之变如：风寒外束太阳，热不得越可转属阳明而致胃家实，太阳病妄汗吐下重亡津液者亦可转属阳明而致胃家实。关于自经各证的变化，仲景十分重视"观其脉证，知犯何逆，随证治之"。以桂枝汤证为例其变证就有从桂枝汤至调胃承气汤、桂枝麻黄各半汤、桂枝二麻黄一汤、桂枝加附子汤、桂枝去芍药生姜新加人参汤、芍药甘草附子汤、桂枝甘草汤、桂枝甘草大枣汤、桂枝去桂加茯苓白术汤、桂枝人参汤等诸多变证。

证的数理模型及其辨证诊断研究的数学方法

基于证的时空病理学属性，我们可以提出一些证的数理模型并对病证诊断研究的数学方法进行初步的探讨。

"证"与集合

大家知道，集合与集合论是现代精确数学的基础，建立并给出"证"与集合的联系，有利于我们系统地将数学的思维方式和方法引入中医学"证"及其辨证诊断方法的研究。

一般来说，关于机体正常与疾病是两个医学问题，可用医学的理论及其语言加以判定和描述。但我们发现，这两个问题也可用集合论认识事物的方法将其定义为两个不同的"论域"。

现在我们给定疾病论域D，于是其证就可定义为该论域中的不同集合A，B，C……。而症状即分别是这些集合的元素。这样，证即可分别用枚举法或描述法表示为：

$$\text{或} \quad \begin{aligned} A &= \{x_1, x_2 \cdots x_n\} \\ A &= \{x \mid \rho(x)\} \end{aligned}$$

其中 $\rho(x)$ 是任一症状应满足属于证A的条件。

另根据中医辨证方法，一个证常常是由四类症状集合（A，B，C，D）组成，其分别是通过望、闻、问、切四种方法得到的。于是，一个证可以表示为这四类症状（或证像）集合的直积。用N表示任一证，则有：

$$N = A \times B \times C \times D = \{(a,b,c,d) \mid a \in A, b \in B, c \in C, d \in D\}$$

以此类推，我们还可以建构多种类型的与证有关的直积。比如不同疾病与不同证，同一疾病的不同个体与不同证，证与症状等。

从与证相关的直积概念出发，我们就能够将关系、关系矩阵以及映射等数学概念引入辨证诊断中，这些概念对于证与辨证的数学模拟具有重要意义。

根据集合论，两个集合的直积的一个子集就构成这两个集合的二元关系，相应地，由一个关系即可以定义一个映射。如上所述，我们同样可以建构出与证有关的多种类型的二元关系及其相关的映射。例如，分别用a，b，c，d……代表不同的症状，用A，B，C代表三种不同的证，那么，这些症状在三种证中的分布就构成了一个二元关系：

$$R=\{（A, c, d），（B, a, b, d），（C, a）\}$$

分别用0表示某症状属于某证，用1表示某症状不属于某证，则可得到一个特征函数：

$$C_A (x) = \begin{cases} 0 \\ 1 \end{cases}$$

以及症状在证中分布的二元关系矩阵：

R	a	b	c	d	……
A	0	0	1	1	……
B	1	1	0	1	……
C	1	0	0	0	……

另外，在证中所包含的理、法、方、药间的关系即可视为是一种映射。由此，我们可以将辨证视为一个求证集合的特征函数或二元关系矩阵抑或映射的数学逻辑过程。在二元关系中，有很多具有不同性质的关系，这与证及其辨证过程所具有的复杂性相关联。

如用R表示机体在任何疾病条件下可出现任何症状的症状集，按照中医学的辨证诊断方法，则有四类症状集，他们分别是通过望、闻、问、切四种方法得到的。这样，一个证又可视为一个四维或多维的欧氏状态空间，进而可以得出结论，辨证即是进行相应的状态空间分析和识别。

把证与集合联系起来是有意义的。因为很显然，用以上方法引入证研究中的有关特征函数、二元关系矩阵、状态空间分析以及映射等概念不仅为我们利用数理逻辑中的命题演算、布尔代数等数学的方法进行证和辨证诊断方法的研究提供了一种全新的思维模式和解决途径，而且也为这些数学方法及其相应的计算机技术在医学诊断中的应用驾起了一座桥梁。

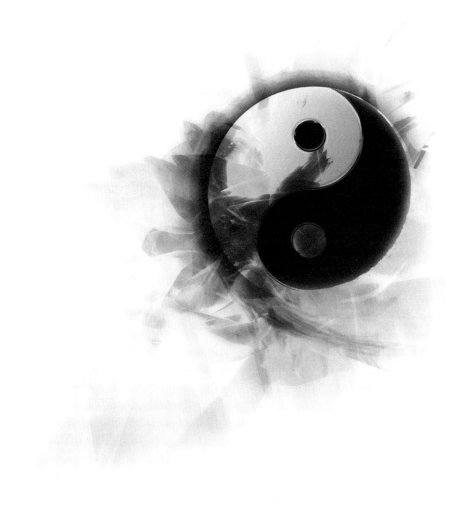

本书就是一本提出了这样一系列问题的书

记得伟大的理论物理学家爱因斯坦曾经这样评价过源于西方的科学和源于中国的科学，他说："西方科学的发展是以两个伟大的成就为基础的，那就是希腊哲学家发明的形式逻辑体系（在欧几里得几何学中）以及通过系统的实验发现有可能找出的因果联系（在文艺复兴时期），在我看来，中国贤哲没有走上这两步，那是不用惊奇的。令人惊奇的倒是这些发现（在中国）全都做出来了。"（《爱因斯坦文集》一卷，574页）

　　在"诺贝尔奖"的颁奖历史上，第一个生理学或医学奖是颁给"破伤风抗毒血清"的，而"破伤风抗毒血清"的发明正是源于中医学"以毒攻毒"治法的启示。因此，回过头来说，"以毒攻毒"是一个孕育有"诺贝尔奖"意义的中医药学问题。

　　在中医药学中，像这样的问题有很多，经过大量的比较研究，在本书中，我们提出了这样一些问题，而同时，我们还将在今后的研究中继续提出这样的更多的问题，希望这些问题能够引导出更深入的研究。也许在不远的将来，我国的科学家能基于中医药学的研究而获得更多诺贝尔生理学或医学奖！

　　（2015年10月，我国药学家屠呦呦因发现青蒿素——一种用于治疗疟疾的药物，而获得诺贝尔生理学或医学奖，成为第一位获得这一殊荣的中国本土科学家）